Kommunikationstherapie

Standards der Psychotherapie
Band 7

Kommunikationstherapie

Dr. Joachim Engl, Dr. Franz Thurmaier

Herausgeber der Reihe:

Prof. Dr. Martin Hautzinger, Prof. Dr. Tania Lincoln, Prof. Dr. Jürgen Margraf
Prof. Dr. Winfried Rief, Prof. Dr. Brunna Tuschen-Caffier

Begründer der Reihe:

Martin Hautzinger, Kurt Hahlweg, Jürgen Margraf, Winfried Rief

Joachim Engl
Franz Thurmaier

Kommunikations-therapie

Ein paartherapeutischer Ansatz

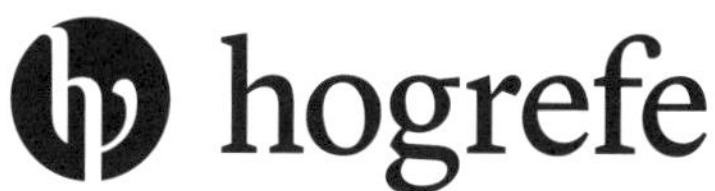

Dr. rer. nat. Joachim Engl, geb. 1959. 1982–1987 Studium der Psychologie und Psychiatrie in München. 1988–1997 wissenschaftlicher Mitarbeiter am Institut für Kommunikationstherapie e. V. und ab 1997 Leiter der Angewandten Forschung des Instituts. 1997 Promotion. Approbierter Psychologischer Psychotherapeut (VT), Supervisor, Ehe-, Familien- und Lebensberater, Mentor in der Aus- und Fortbildung von Ehe-, Familien- und Lebensberater_innen.

Dr. rer. nat. Franz Thurmaier, geb. 1956. 1982–1987 Studium der Psychologie und Philosophie in München. 1987–1997 wissenschaftlicher Mitarbeiter am Institut für Kommunikationstherapie e. V. und ab 1997 Leitung des Instituts. 1997 Promotion. Approbierter Psychologischer Psychotherapeut (VT), Supervisor, Ehe-, Familien- und Lebensberater, Mentor in der Aus- und Fortbildung von Ehe-, Familien- und Lebensberater_innen.

Bibliografische Information der Deutschen Nationalbibliothek
Die Deutsche Nationalbibliothek verzeichnet diese Publikation in der Deutschen Nationalbibliografie; detaillierte bibliografische Daten sind im Internet über http://dnb.dnb.de abrufbar.

Hogrefe Verlag GmbH & Co. KG
Merkelstraße 3
37085 Göttingen
Deutschland
Tel. +49 551 999 50 0
Fax +49 551 999 50 111
verlag@hogrefe.de
www.hogrefe.de

Satz: Matthias Lenke, Weimar
Druck: AZ Druck und Datentechnik, Kempten
Printed in Germany
Auf säurefreiem Papier gedruckt

1. Auflage 2020

(E-Book-ISBN [PDF] 978-3-8409-2916-8; E-Book-ISBN [EPUB] 978-3-8444-2916-9)
ISBN 978-3-8017-2916-5
https://doi.org/10.1026/02916-000

Inhaltsverzeichnis

Einführung

Bereits vor mehr als 40 Jahren prägte der Gründer unseres Instituts, Karl Herbert Mandel, den Begriff der Kommunikationstherapie. Er war einer der ersten im deutschen Sprachraum, der verschiedene therapeutische Konzepte auf Paartherapie übertrug. Im Rahmen des kommunikationstherapeutischen Ansatzes war die Verbesserung der Paarkommunikation schon immer ein Schwerpunkt unserer Arbeit.

Geschichte der Kommunikationstherapie

Warum wir dies für so wesentlich halten, wurde lange vor uns wie folgt begründet:

> [...] weil wir die Kommunikation für den wichtigsten Gegenstand der Humanwissenschaften wie auch den besten therapeutischen Ansatzpunkt für die Linderung menschlichen Leids halten. Wenn wir dabei phasenweise beim Individuum ansetzen, geschieht das doch im Blick auf die Beziehung zum Partner. Schließlich sind unseres Erachtens Veränderungen der Art und Weise wie des Inhalts der Kommunikation mit den nächsten Bezugspersonen eines Patienten die besten und wichtigsten Kriterien, ja der unumgängliche Prüfstein, an dem sich Psychotherapie als sozial bedeutsam ausweisen muss. (Mandel, Mandel & Rosenthal, 1975, S. 236)

Den Ansatz der Kommunikationstherapie beständig weiterzuentwickeln, war uns stets ein großes Anliegen. Seit ca. 30 Jahren fokussierten wir sie aus oben genannten Gründen immer mehr auf Interventionen zur Verbesserung der Paar- bzw. Familienkommunikation und entwickelten oder adaptierten hierzu diverse Methoden, von denen wir einige in diesem Band vorstellen.

Präventive Paartrainings

Der nachhaltige Erfolg unserer präventiven Paarkommunikationstrainings EPL und KEK (Job, Engl & Hahlweg, 2014) ermutigte uns, auch für belastete Paare ein entsprechendes Programm zu entwickeln. Das KOMKOM (Engl & Thurmaier, 2016) wurde ebenfalls in einer Langzeitstudie überprüft und zeigte innerhalb der Studien zur Effektivität von Paarberatung in Deutschland die bislang besten Ergebnisse (vgl. Kapitel 6.2).

Übertragung auf Paartherapie

Die Methodik dieser für jeweils vier Paare und zwei Trainer bzw. Therapeuten[1] ausgelegten Programme hat sich auch in der therapeutischen Arbeit mit einzelnen Paaren bewährt. Natürlich ist es auch in der Einzeltherapie in vie-

1 Zugunsten der besseren Lesbarkeit wurde im Text größtenteils für Personenbezeichnungen, wie z. B. „Trainer", „Partner", „Teilnehmer" oder „Patient", nur die männliche Sprachform verwendet. Diese Formulierungen umfassen gleichermaßen alle Geschlechter (m/w/d). Die verkürzte Sprachform beinhaltet keine Wertung.

len Fällen sinnvoll, den Partner des Patienten miteinzubinden. Hierfür haben wir aus unseren Methoden ein detailliertes Konzept erarbeitet, das den Vorteil bietet, innerhalb des von den gesetzlichen Krankenkassen vorgesehenen Abrechnungsrahmens zu bleiben.

Aufbau des Bandes

Über Interventionen zur Verbesserung der Paar- bzw. Familienkommunikation soll dieses Buch eine ausführliche Anleitung geben:

- Im Kapitel 1 wird die oft unterschätzte Bedeutung der Beziehungsqualität für den Erhalt der Gesundheit dargelegt und auf die zentrale Rolle der Kommunikationsqualität hingewiesen.
- Kapitel 2 erläutert Erklärungsmodelle zur Paarinteraktion.
- Kapitel 3 stellt zwei wichtige Verfahren zur Partnerschaftsdiagnostik dar und listet Indikationskriterien für die Einbeziehung des Partners in die Therapie auf.
- Kapitel 4 schildert ausführlich eine Methodik zur therapeutischen Gesprächsführung mit Paaren und stellt die verschiedenen Einheiten eines für die Paartherapie entwickelten Kommunikationstrainings detailliert vor.
- Kapitel 5 stellt verschiedene von den Autoren entwickelte Paarkommunikationstrainings vor, informiert über Trainer-Fortbildungen und die Nutzung neuer Medien, die zusätzlich zu den Trainings zum Einsatz kommen können.
- Kapitel 6 informiert über die Wirksamkeit von Paartherapie und die Evidenzlage von Paartrainings.

München, Januar 2020 — Joachim Engl und Franz Thurmaier

1 Beziehungsqualität und Partnerschaftskonflikte

1.1 Die Suche nach dem Beziehungsglück

Mittlerweile belegen zahlreiche Studien (vgl. Kapitel 1.3.1) den Zusammenhang zwischen psychischer und physischer Gesundheit mit dem Vorhandensein einer festen Partnerschaft und deren Qualität. Auch wenn in den Medien zunehmend der Eindruck vermittelt wird, dass langjährige Ehen und Partnerschaften bald der Vergangenheit angehören werden, zeigen entsprechende Umfragen ein anderes Bild.

Was braucht der Mensch zum Glück? Wenn es um die menschliche Glückserwartung geht, wird in entsprechenden Umfragen gerade von jüngeren Menschen die lebenslange Liebe zu einem festen Partner an erster Stelle genannt. So ist die Hoffnung, in einer festen Partnerschaft[2] Geborgenheit, Wertschätzung und Zärtlichkeit zu erleben, universell (Buss, 2004). In westlichen Industrienationen heiraten ca. 80 bis 90 % der über 18-Jährigen mindestens einmal. So kommt es auch, dass in allen Umfragen zur Lebenszufriedenheit Partnerschaft und Familie als zentrale Faktoren des Wohlbefindens an erster Stelle stehen, dann erst gefolgt von Gesundheit, Beruf oder Einkommen.

Bedeutung der Beziehungsqualität

Leider ist in den Medien und in der gesellschaftlich-politischen Debatte immer häufiger ein bedauerlicher Trend zu beobachten: Unter Stichworten wie „Ehe und Kernfamilie als Auslaufmodelle", „Bedeutungsverlust der Ehe", „Pluralisierung der Lebensformen" etc. wird der Eindruck vermittelt, als sei das lebenslange Glück mit einem Partner nur noch eine überkommene romantische Illusion, die nicht förderungswürdig ist. Ein Blick in die deutsche Statistik zeichnet jedoch ein ganz anderes Bild:

Einige Zahlen

- Im Jahr 2015 lebten von den Paaren 85,7 % in einer Ehe, 13,9 % in einer nicht ehelichen Lebensgemeinschaft, 0,5 % in einer gleichgeschlechtlichen Lebensgemeinschaft (Statistisches Bundesamt, 2017).
- Es lebten 74 % der Minderjährigen bei verheirateten Partnern, 17 % bei einem alleinerziehenden Elternteil, 10 % in Lebensgemeinschaften (Statistisches Bundesamt, 2018).

2 Ehe, Partnerschaft und Paarbeziehung werden synonym gebraucht, wie auch Paar- und Ehetherapie sowie -beratung.

- Es lebten ca. 10.000.000 Kinder bei den verheirateten Eltern, ca. 2.200.000 bei Alleinerziehenden, ca. 1.000.000 bei unverheirateten Eltern und 7.000 bei gleichgeschlechtlichen Paaren (Institut für Demographie, Allgemeinwohl und Familie e.V., 2014).
- „Statistisch gesehen gibt es eine unbestreitbare soziale Normalität" (Institut für Demographie, Allgemeinwohl und Familie e.V., 2014).

„Eine stabile Paarbeziehung ist mindestens genauso wichtig wie ein sicherer Arbeitsplatz, um sich für die Gründung einer Familie zu entscheiden. Daher sollten familienpolitische Maßnahmen verstärkt zur Stabilisierung von Partnerschaften beitragen" (Eckhard, 2009, S. 3). Interessant ist deswegen auch die Frage, was sich (junge) Leute eigentlich wünschen, wie sie leben möchten:

Was sich junge Leute wünschen

- So brauchen 81% der jungen Frauen und 71% der jungen Männer „eine Familie, um glücklich zu sein" (Bundesministerium für Familie, Senioren, Frauen und Jugend, 2013).
- Es glauben 66% der Deutschen, „den Partner fürs Leben" schon gefunden zu haben, 72% glauben für sich an die „Liebe fürs Leben" (Institut für Demoskopie Allensbach, 2012).
- Junge Menschen geben in Bezug auf die Realisierung ihres Kinderwunsches der Stabilität ihrer Partnerschaft mit 84% einen weit höheren Stellenwert als etwa einem ausreichenden Familieneinkommen oder dem Vorhandensein von Kinderbetreuungsplätzen (Institut für Demoskopie Allensbach, 2004, Einflussfaktoren auf die Geburtenrate).

Allein diese Zahlen sprechen schon dafür, sich dem Thema „gelingende Paarbeziehung" verstärkt zu widmen – auch im Hinblick auf den immer wieder unterschätzten Einfluss der Beziehungsstabilität und der Beziehungsqualität auf das Entstehen und den Verlauf von psychischen und physischen Erkrankungen.

1.2 Folgen von Partnerschaftskonflikten

Trennung und Scheidung gehören zu den belastendsten Ereignissen im Leben. Begleiterscheinungen sind oft einschneidende Veränderungen in finanziellen, sozialen und gesundheitlichen Bereichen (Sbarra, Law & Portley, 2011). Insbesondere die vorangehenden Konflikte und die Unzufriedenheit mit der Beziehung gehen mit zahlreichen negativen Folgen für die Betroffenen und die Gesellschaft einher (Hahlweg, Baucom, Grawe-Gerber & Snyder, 2010; Proulx, Helms & Buehler, 2007).

Psychische und physische Erkrankungen

Personen, die mit ihrer Paarbeziehung unzufrieden sind, schätzen auch ihre Gesundheit schlechter ein und weisen eine reduzierte Immunkompetenz auf. Ein durch die umfangreichen Studien von Janice Kiecolt-Glaser und Kollegen (2010) gestütztes Modell zeigt auf einfache Weise, wie eine belastete Beziehung zu Erkrankungen führen kann (vgl. Abbildung 1). Es bildet sich sozusagen ein Teufelskreis „giftiger" Beziehungen.

Die empirische Evidenz für die Kurz- und Langzeitfolgen von Partnerschaftskonflikten, von Trennung und Scheidung ist mittlerweile sehr umfangreich und international gut repliziert. So lassen sich für die betroffenen Partner immer wieder Zusammenhänge mit zahlreichen psychischen und physischen Störungen nachweisen (vgl. Bodenmann, 2016; Heinrichs, Bodenmann & Hahlweg, 2008).

Auswirkungen von Partnerschaftskonflikten auf die Gesundheit

Beispiele hierfür sind eine erhöhte Wahrscheinlichkeit, an Abhängigkeitserkrankungen sowie depressiven Störungen und Angststörungen zu erkranken, ein höheres Rückfallrisiko bei Patienten mit schizophrener oder affektiver Psychose sowie für Rückfälle bei Alkoholerkrankung nach erreichter

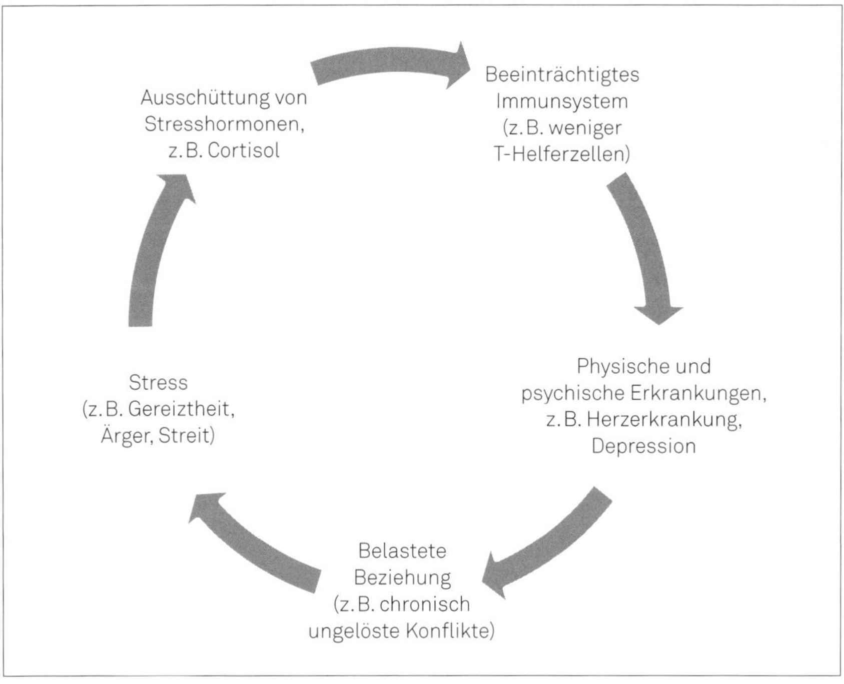

Abbildung 1: Teufelskreis „giftiger" Beziehungen nach Kiecolt-Glaser, Gouin und Hantsoo (2010)

Abstinenz, ungünstigere somatische Krankheitsverläufe wie auch chronische Beschwerden (z. B. Diabetes, Krebs, Herz-, Lungenerkrankungen), geringere Behandlungserfolge, eine schlechtere Immunfunktion, eine verzögerte Wundheilung sowie ein erhöhter Blutdruck. Auch koronare Herzerkrankungen bei Frauen treten in belasteten Partnerschaften häufiger auf (z. B. Kiecolt-Glaser & Newton, 2001; Robles, Slatcher, Trombello & McGinn, 2014; Sbarra et al., 2011). Umgekehrt geht z. B. eine zufriedene Paarbeziehung bei Männern nach Herzinfarkt mit einer deutlich höheren Überlebensrate (70 %) innerhalb von vier Jahren einher, gegenüber Männern in einer unglücklichen Beziehung (45 %; Coyne et al., 2001).

Bei depressiven Erkrankungen spricht man in der Literatur mittlerweile auch von „We-disease", um den großen Einfluss der partnerschaftlichen Interaktion auf den Erkrankungsverlauf hervorzuheben (Bodenmann, 2009), und die Gesundheitswissenschaftlerin Susan McPherson (2018) spricht etwas zugespitzt sogar von Depression als Paarkrankheit. Auch das englische National Institut for Clinical Excellence NICE (2009) empfiehlt neben individualtherapeutischen Ansätzen verhaltenstherapeutische Paartherapie als evidenzbasierte Intervention für Depression.

Kein Wunder also, dass gezielte psychotherapeutische Interventionen für das Paar einen positiven Einfluss auf den Verlauf von verschiedensten physischen und psychischen Beschwerden haben (Baucom, Fischer, Corrie, Worrell & Boeding, 2019; Bodenmann, 2009).

Kindesentwicklung

Auswirkungen auf die Kinder

Kinder aus konfliktreichen Familien zeigen im Vergleich zu Kindern aus intakten Familien vielfältige Verhaltensauffälligkeiten, ein geringeres Selbstwertgefühl, Beziehungsprobleme mit Gleichaltrigen und eine schlechtere psychische sowie physische Gesundheit (Bodenmann, 2016; Cummings & Davies, 2010; Lansford, 2009). Diese Auffälligkeiten können bis ins Jugend- und sogar Erwachsenenalter bestehen bleiben und zu weiteren Problemen führen, wie z. B. zu einer niedrigeren Schul- und Berufsausbildung, häufigerer Straffälligkeit, erhöhtem Alkoholkonsum und einem erhöhten Risiko, später selbst geschieden zu werden (z. B. Brown, 2010).

Volkswirtschaftliche Kosten

Verursachung hoher Kosten

Neben den individuellen Folgen für die Betroffenen sind Partnerschaftsunzufriedenheit, Trennung und Scheidung auch mit hohen volkswirtschaftlichen Kosten verbunden. Diese entstehen u. a. durch Behandlungskosten, Krankheitsabsenzen, Produktivitätseinbußen sowie die Inanspruchnahme von sozialen oder rechtlichen Diensten, die von den Partnern und vom Staat getragen werden müssen (Andreß, 2004; Caldwell, Woolley & Caldwell, 2007).

1.3 Bedeutung der Kommunikationsqualität für die Beziehung

Die Bedeutung der Paarkommunikationsqualität für die empfundene Ehe-/Partnerschaftszufriedenheit wird vielfach immer noch unterschätzt. Dagegen rangiert unter den zehn wichtigsten Beratungsthemen von jährlich über 6.000 Klienten der Ehe-, Familien- und Lebensberatung der Erzdiözese München und Freising „Dysfunktionale Kommunikation" mit ca. 50 % mit Abstand an erster Stelle.

Kommunikationsqualität und Beziehung

Die Qualität der Paarkommunikation unterscheidet auch zufriedene und unzufriedene Paare, die thematisch oft ähnliche Problembereiche aufweisen. Zudem hat sich die Interaktionsqualität der Partner auch als bester Prädiktor für die Beziehungsqualität und -stabilität gezeigt. Langzeitergebnisse präventiver Angebote, die gezielt die Paarkommunikation verbessern, gehen ebenso mit einer in der Folge höheren Beziehungsqualität und -stabilität einher.

Zusammenhänge zwischen Streitverhalten und psychophysiologischen Stressparametern konnten in verschiedenen Studien nachgewiesen werden. Gezielte Interventionen zur Verbesserung der Paarkommunikation durch das Programm EPL (vgl. Kapitel 5.1 und Kapitel 6.2) führten zu günstigeren Stresswerten, wie einer geringeren Herzrate oder einer geringeren Ausschüttung des Stresshormons Cortisol bei den Teilnehmern (Ditzen, Hahlweg, Fehm-Wolfsdorf & Baucom, 2011).

1.3.1 Problembereiche und Problembelastung

Wenn man nach den häufigsten Problembereichen bei Paaren fragt, bekommt man immer wieder ähnlich lautende Hitlisten bei unzufriedenen, aber auch bei zufriedenen Paaren. Drei Viertel der Paare, die eine Therapie oder Beratung aufsuchen, haben Schwierigkeiten in der Sexualität, allerdings die Hälfte der zufriedenen Paare ebenso (Schindler, Hahlweg & Revenstorf, 2019).

Ein weiterer Problembereich ist das Thema Zuwendung und Verständnis: Dann heißt es z. B. „Du liebst mich nicht mehr", „Du achtest mich nicht als Person", „Du verstehst mich einfach nicht". Sehr viele klagen auch über das Temperament des Partners: er oder sie ist zu passiv, zu depressiv, zu aggressiv usw. Auch die Freizeitgestaltung wird als problematisch empfunden, ebenso wie das fehlende Vertrauen zum Partner und Einschränkungen in der persönlichen Freiheit. Selbstverständlich sind all diese Bereiche nicht unabhängig voneinander und bedingen sich teilweise gegenseitig.

Problembereiche in Beziehungen

Vergleicht man die Problembereiche unglücklicher Paare mit denen zufriedener Paare, dann fällt auf, dass die Konfliktthemen nahezu identisch sind, aber weit weniger oft zu dauerhaften Krisen führen. So steht zwar auch bei zufriedenen Paaren die Sexualität an erster Stelle der Problemliste, doch so gut wie kein zufriedenes Paar scheint damit unlösbare Schwierigkeiten zu haben, während dieser und andere Problembereiche bei langfristig unzufriedenen Paaren eskalieren oder sich chronifizieren.

Bei besonders unzufriedenen Paaren, die sich schon auf dem Weg zur Trennung befinden, kommt es zusätzlich zu Problemen wie Untreue, Misstrauen und Verachtung, verbunden mit Respekt- und Lieblosigkeit und begleitet von häufigem und heftigem Streit bis hin zur Gewalttätigkeit (Schneewind, 2019).

Bei Paaren mit einem (psychisch) erkrankten Partner können natürlich noch spezifische belastende Problemthemen dazukommen. So kommt beispielsweise die Stiftung Deutsche Depressionshilfe (2018) in ihrem letzten „Deutschland Barometer Depression" zu eindrucksvollen Ergebnissen, was die Auswirkungen der Erkrankung auf die Partnerschaft betrifft:

- 84 % der Erkrankten fühlen sich von ihrem Partner unverstanden und/oder bekommen Vorwürfe von ihm.
- 83 % erleben eine Verschlechterung der Beziehung zum Partner und/oder Streit und Konflikte.
- 45 % erleben die Trennung vom Partner.
- Umgekehrt haben 73 % der gesunden Partner Schuldgefühle gegenüber ihrem erkrankten Partner und/oder fühlen sich für dessen Erkrankung/Genesung verantwortlich.
- 61 % berichten über Streit und Konflikte und/oder Ärger über ihren erkrankten Partner.

Paarprobleme bei psychisch erkrankten Partnern

Solch stark belastende Themen, wie z. B. das Gefühl eines an einer Depression Erkrankten, nicht vom Partner verstanden zu werden, oder umgekehrt die häufigen Schuld- und Ohnmachtsgefühle der gesunden Partner, lassen sich z. B. in psychoedukativen Paarsitzungen ansprechen und auch verstehen (vgl. Bodenmann, 2009).

Wirklich erleben lassen sie sich aber erst im intensiven, konstruktiven Paargespräch unter gezielter Anleitung und Begleitung des Therapeuten, wie es in Kapitel 4.3 detailliert beschrieben wird. Wenn hier der Austausch gelingt, wächst das gegenseitige Verständnis, Missverständnisse und Kränkungen können ausgeräumt werden und Nähe kann wieder wachsen.

1.3.2 Interaktionsqualität als Prädiktor des Eheverlaufs

Die Vergleichbarkeit der häufigsten Problemthemen bei zufriedenen wie unzufriedenen Paaren stützt die verhaltenstheoretische Annahme, dass die Interaktion der Partner für das Eheglück entscheidend sein muss, da langfristig zufriedene Paare vorhandene Probleme offensichtlich besser bewältigen, quasi ihnen die Spitze nehmen können. Und mit diesem Faktor „Interaktion" hängt die Ehezufriedenheit langfristig auch am engsten zusammen. Wie die meisten Eheverlaufsstudien zeigen, korreliert mangelhafte Kommunikation bzw. die Schwierigkeit, befriedigende und konstruktive Lösungen für familiäre Konflikte zu finden, mit zahlreichen Problemen (Unzufriedenheit mit der Partnerschaft, Trennung, Scheidung, negative Kindesentwicklung, Gewaltanwendung gegenüber Partner und Kind). Nach einer Metaanalyse von 115 Langzeitstudien aus dem Bereich der Partnerschaftsforschung fanden Karney und Bradbury (1995) heraus, dass sowohl die Qualität als auch die Stabilität von Partnerschaften am stärksten durch das Kommunikations- und Interaktionsverhalten der Partner beeinflusst werden.

Wir sind uns durchaus bewusst, dass über die Paarinteraktion hinausgehende Faktoren einen teils sehr starken Einfluss auf den Beziehungsverlauf haben. Hier sind vor allem zu nennen: Persönlichkeitsfaktoren, individuelle Lerngeschichte und dyadische Aspekte wie z.B. gegenseitige Attraktion, gemeinsame Werte sowie sozioökonomische Rahmenbedingungen.

Neben der geringen statistischen Aussagekraft von untersuchten Variablen aus diesen Bereichen in zahlreichen Studien sind persönliche und sozioökonomische Faktoren, wenn überhaupt, nur deutlich schwerer und langwieriger einer Veränderung zugänglich. Kommunikative Fertigkeiten sehen wir dagegen als leichter veränderbar an. Sie dienen zum einen als Hilfe zur besseren Verständigung, darüber hinaus allerdings auch als Mittel zur besseren Selbsterkenntnis und zur Veränderung von ungünstigen Einstellungen.

Prädiktoren des Partnerschaftsverlaufs

Die entscheidende Bedeutung, die die Kommunikations- und damit einhergehend die Konfliktbewältigungskompetenz der beiden Partner für ihre Beziehung, für die Entwicklung der ganzen Familie und für jedes einzelne seiner Mitglieder spielt, ist mittlerweile vielfach belegt (Bodenmann, 2016; Heinrichs et al., 2008; Schneewind, 2019). Hier sei nur ein besonders prägnantes Beispiel genannt: Während zu Beginn einer Ehe sich die Beziehungspersönlichkeit der beiden Partner noch direkt auf die erlebte Ehezufriedenheit auswirkt, ist nach fünf Jahren Ehe dieser direkte Einfluss nicht mehr nachweisbar, da nun die Variable „Qualität der Konfliktbewältigung" zwischen Beziehungspersönlichkeit und Ehezufriedenheit entscheidend vermittelt (Schneewind, 2019).

1.3.3 Kommunikationsmuster zufriedener und unzufriedener Paare

Kurt Hahlweg untersuchte als einer der ersten im deutschsprachigen Raum die Kommunikationsmuster von zufriedenen und unzufriedenen Paaren (vgl. Schindler et al., 2019). Er fand dabei heraus, dass Partner in Beziehungen mit hoher Ehequalität sich bei Problemgesprächen in ihrer Ehe wesentlich positiver verhalten, häufiger über ihre eigenen Gedanken, Gefühle und Bedürfnisse sprechen und dem Partner immer wieder vermitteln, dass sie ihn und seine Äußerungen akzeptieren. Personen in Beziehungen mit niedriger Ehequalität drücken sich verbal und nonverbal wesentlich negativer aus, kritisieren ihre Partner häufiger, werten ab, stimmen den Äußerungen des anderen seltener zu und rechtfertigen sich öfter als die Paare, die in ihrer Beziehung glücklich sind.

Kommunikationsmuster

Deutlich unterscheiden sich zufriedene und unzufriedene Paare auch bei negativen Eskalationen, also in Gesprächsabschnitten, in denen sich die Partner gegenseitig kritisieren, beschuldigen, Vorwürfe machen oder Vorschlägen des anderen Partners nicht zustimmen. Paaren mit hoher Beziehungsqualität gelingt es, solche Eskalationen nach kurzer Zeit abzubrechen. Hervorstechendes Merkmal der Paare mit niedriger Ehequalität ist dagegen deren Unfähigkeit, sich aus einem negativen Zirkel zu lösen. Es zeigt sich, dass diese Paare die affektive Qualität der Gesprächssituation nur äußerst schwer ändern können: Ist die Atmosphäre einmal negativ, so bleibt sie es auch mit sehr großer Wahrscheinlichkeit über einen langen Zeitraum.

1.3.4 Wachsende Anforderungen an die partnerschaftliche Interaktion

Leicht hatten es Partner miteinander sicherlich noch nie. Heute sind Paare mit zusätzlichen Anforderungen konfrontiert. Das für unsere Zeit charakteristische Ideal der gleichberechtigten, partnerschaftlichen Liebe erfordert in einer sich schneller verändernden und komplexer werdenden Welt Flexibilität und Kompromissbereitschaft, um immer wieder einen Konsens zu finden und eine tragfähige Beziehungsrealität auszuhandeln. Gleichzeitig werden die Anforderungen an Kommunikationskompetenzen in Partnerschaft und Familie größer. Dies wird besonders bei Übergängen von einer Paar- oder Familienphase in die nächste, wie z. B. der Geburt des ersten Kindes, deutlich. Eine Vorbereitung auf diese neuen Anforderungen, etwa durch Erlernen wichtiger partnerschaftlicher Verhaltensweisen durch Erziehung und Sozialisation, fand und findet nur selten statt.

Vieles spricht daher dafür, den Blick bewusst auf die Paarinteraktion und geeignete Interventionen zu deren Verbesserung zu richten, eine Aufgabe, der wir mit den von uns entwickelten Paarprogrammen gezielt nachgehen. Einen Überblick über diese Programme geben Engl und Thurmaier (2001, 2016).

2 Erkärungsmodelle zur Paarinteraktion

Für einen gleichgewichtigen Austausch der Partner spielt Reziprozität im Sinne einer Balance zwischen Kosten und Nutzen eine wichtige Rolle. Wer viel in eine Beziehung investiert, wird dafür einen Gewinn erwarten und diesen gegebenenfalls einfordern. Ein positiver Austausch, wie er meist am Anfang einer Partnerschaft stattfindet, hängt auch von der jeweiligen Bewertung ab. Stark konflikthafte oder unzufriedene Paare vermuten sogar hinter einem vorerst angenehmen Verhalten des Partners einen negativen Hintergrund. Hier ist bereits das Grundvertrauen gestört und einem Muster aus Abwertung und negativer Attribution gewichen.

Soziale Austauschtheorie

Die in der Partnerschaftsforschung beliebteste theoretische Perspektive ist die soziale Austauschtheorie („social exchange theory") von Thibaut und Kelley (1959). Sie postuliert ganz allgemein, dass in einer attraktiven Beziehung die Bilanz des Austausches von materiellen und immateriellen Werten über dem Vergleichsniveau liegt, welches durch Interaktionserwartungen und -erfahrungen bestimmt ist. Ehestabilität ist demnach abhängig von drei Faktoren: der individuellen Einschätzung der Attraktivität der Beziehung (alle belohnenden Aspekte wie emotionale Sicherheit, sexuelle Erfüllung, sozialer Status), Hindernissen, die Beziehung zu lösen (z.B. religiöse Gebote, finanzielle Abhängigkeit) und der Verfügbarkeit attraktiver Alternativen außerhalb der Beziehung (z.B. ein neuer Partner). Entsprechend dieser Sichtweise enden Ehen bei geringer subjektiver Attraktivität der Beziehung, wenig Hindernissen zur Trennung und beim Vorhandensein von Alternativen zur Beziehung.

Interaktionsverhalten der Partner

Anders als die Austauschtheorie, ein Ausgangspunkt vieler lerntheoretischer Erwägungen, die sich allerdings allein auf die Wahrnehmungen der Partner als direkte Determinanten des Eheverlaufs konzentriert, fokussieren lerntheoretische Konzepte auf das Interaktionsverhalten der Partner, das für entsprechende Wahrnehmungen und Erfahrungen über die Zeit hinweg sorgt. Die kumulierten positiven und negativen Interaktionserfahrungen beeinflussen die individuelle Beurteilung der Ehezufriedenheit. Somit ist auch prinzipiell ein Wechsel der Ehezufriedenheit erklärbar. Von Seiten der Lerntheorie wurden verschiedene Modelle zum partnerschaftlichen Interaktionsverhalten und der Entwicklung der Ehequalität formuliert (Bodenmann, 2016). Soziodemografische Variablen, Persönlichkeitsvariablen oder Lebensereignisse, die wiederum die Paarinteraktion beeinflussen könnten, werden darin allerdings kaum berücksichtigt.

Welche Adaptationsmechanismen in der Interaktion von Paaren für eine Veränderung der wahrgenommenen Ehequalität verantwortlich sein können, wird in folgenden lerntheoretisch formulierten Annahmen beschrieben.

2.1 Reziprozitätsannahmen

Reziprozität ist ganz allgemein das wechselseitige Bemühen um Gleichheit in einer Beziehung (Schindler et al., 2019). Wer mehr investiert, als er vom Partner bekommt, wird in irgendeiner Form auf Ausgleich drängen oder weniger investieren. Wer deutlich mehr profitiert, wird sich schuldig fühlen und versuchen, mehr zu geben.

Längsschnittbefunde belegen, dass zufriedene Paare im Gegensatz zu unzufriedenen Paaren ihr Verhältnis von Kosten und Nutzen der Partnerschaft über die Zeit hinweg ganz allgemein für ausgewogen und gerecht halten (Engl & Thurmaier, 2012c).

Positive Reziprozität

Gottman (1994) favorisiert demgegenüber ein empirisch abgeleitetes „Bankkonto-Modell“, wonach glückliche Paare (von einem großen Guthaben ausgehend) durch belohnendes Verhalten in ihre Beziehung investieren, ohne dass die Partner auf einen raschen Ausgleich drängen. Erst über die Zeit hinweg gleicht sich das Konto immer wieder aus – dies auf deutlich positivem Niveau. Zufriedene Paare zahlen um ein Vielfaches mehr belohnende Interaktionen ein als unzufriedene Paare und können damit negative Ereignisse im Verlauf der Partnerschaft besser kompensieren.

Ungünstige Attributionsmuster

Die Reziprozität positiven Verhaltens gilt jedoch nur bei zumindest mittlerer Beziehungsqualität. In unzufriedenen Partnerschaften können die Partner nicht mehr unbedingt damit rechnen, dass positives Verhalten (z. B. in den Arm nehmen) vom anderen positiv beantwortet wird. Hier werden ungünstige Attributionsmuster zur Erklärung herangezogen, die in unzufriedenen Partnerschaften zu einer negativen Bewertung selbst ursprünglich positiv gedeuteten Verhaltens führen können („Das tust du nur, um mich wieder einzuwickeln“). Für den Aufbau solch negativer Attributionen, die die beziehungserhaltende positive Reziprozität unterbinden, macht Gottman (1994) besonders negativ wirkende Arten von Interaktionsverhalten verantwortlich, die er selbst – angelehnt an die biblischen Vorboten des Untergangs – apokalyptische Reiter nennt (vgl. Kapitel 2.4). Die dadurch beim Partner ausgelösten Gefühle heftiger Wut, maßloser Enttäuschung, Hilflosigkeit oder Angst etc. lassen die ursprünglich positive Vorstellung vom Partner und der ganzen Beziehung kippen.

2.2 Zwangsprozess

Das Ausmaß an positiver Reziprozität kennzeichnet glückliche und unglückliche Partnerschaften. Reziprozitätsannahmen erklären jedoch nicht den Prozess, der von einer glücklichen in eine unglückliche Beziehung führt. Hierfür wurde das Modell des Zwangsprozesses entwickelt (Patterson & Hops, 1972).

Wenn eine Partnerschaft eingegangen wurde, herrschen in der ersten Zeit gewöhnlich wechselseitig positiv bewertete Interaktionen vor. Die Partner verstärken sich gegenseitig in ihren positiven Verhaltensweisen, die gegenseitige Attraktion ist groß. Verschiedene Ursachen können im Verlauf der Beziehung dazu führen, dass ein Partner sich eine Verhaltensänderung wünscht. Dies wird vor allem vom anderen erwartet. Deshalb ist der andere Partner auch oft nicht bereit, entsprechenden Wünschen gleich nachzukommen.

Quellen von Veränderungswünschen

Wünsche nach Verhaltensänderung des Partners treten besonders in belastend empfundenen Stresssituationen auf. Die Übergänge zwischen einzelnen Stadien des Familienzyklus wie Zusammenzug/Heirat, Schwangerschaft, Elternschaft, Auszug der Kinder, Renteneintritt und gemeinsames Alter erfordern komplexe Anpassungsleistungen der Partner. Zusätzlich belastende Lebensereignisse wie Arbeitslosigkeit, Wohnortwechsel oder Erkrankung von Familienmitgliedern können meist nur durch Verhaltensänderungen bewältigt werden. Hinzu kommen tägliche Mikrostressoren im Alltag, bei denen bestimmte Verhaltensweisen des Partners (z. B. unpünktlich oder unordentlich sein) allmählich störend wirken. Wenn ein Partner sich nicht so verhält oder entwickelt, wie der andere es ursprünglich und vielleicht auch unausgesprochen erwartet hat, treten ebenfalls Veränderungswünsche auf. Enttäuschte Erwartungen können dabei auch aus irrealen, überzogenen Ansprüchen oder aus Entidealisierungen nach der Verliebtheitsphase resultieren, wenn erste Unterschiede in den individuellen Bedürfnissen bemerkt werden und dies zu Konflikten führt.

Verhaltensänderungen wären am leichtesten durch positive Verstärkung des erwünschten und Löschung des unerwünschten Verhaltens zu erzielen. Mit den Gesetzen der Lerntheorie sind jedoch die wenigsten Partner bewusst aufgewachsen; sie haben oft seit Kindesbeinen und durch entsprechende Modelle gelernt, auf unerwünschtes Verhalten des Partners mit Bestrafung zu reagieren. Und hier setzt der eigentliche Zwangsprozess ein (vgl. Abbildung 2).

Negative Reziprozität

Unerwünschtes Verhalten, vor allem wenn es sich nicht gleich ändert, wird zunehmend kritisiert. Der so behandelte Partner fühlt sich zwar bestraft, gibt aber im Sinne von Vermeidungsverhalten eine Weile lang nach, was den anderen in seiner aversiven Veränderungsstrategie letztlich bestärkt. Er wird in

Zukunft eher noch häufiger und intensiver kritisieren. Der anfängliche „Erfolg" dieses Konfliktverhaltens ist wiederum Modell für den anderen Partner, seine Wünsche auf ähnliche Art durchzusetzen. Bestrafung unterdrückt unerwünschtes Verhalten jedoch nur kurzfristig, sodass es immer wieder auftreten wird und auf diesem Weg immer mehr ungelöste Konflikte entstehen.

Wie du mir, so ich dir

Begleitet wird dieser Prozess durch wechselseitig nachlassende positive Verstärkung, die sich durch die wachsende Gewöhnung aneinander noch zusätzlich reduziert. Was an Positivem beim Partner ursprünglich angenehm aufgefallen ist, wird immer weniger bemerkt und dadurch auch kaum mehr gelobt.

Kritik
• Wünsche nach Verhaltensänderung werden in Stresssituationen überwiegend durch Kritik am Partner artikuliert.
Kurzfristiges Nachgeben
• Der Partner versteht und teilt die als bestrafend empfundene Kritik nicht, lenkt aber des lieben Friedens willen kurzfristig ein.
Verstärkung der Kritik
• Dadurch wird die Kritik verstärkt („Nörgeln hilft").
Modell für den Partner
• Der andere Partner versucht sich seinerseits mit Bestrafung durchzusetzen („Das kann ich auch", Wie du mir, so ich dir").
Nur kurzfristige Erfolge
• Negativ wahrgenommene Verhaltensweisen werden nur kurzfristig unterdrückt, aber nicht dauerhaft geändert.
Belohnung weicht Bestrafung
• Bestrafungen werden auf beiden Seiten häufiger und intensiver, Belohnungen seltener.
• Konflikte werden nicht gelöst, sondern schaukeln sich hoch. Positives wird kaum noch wahrgenommen.
• Die Partner haben gelernt, sich zu bestrafen, und verlernt, sich zu belohnen. Es geht ums Rechthaben, nicht mehr um Liebe.

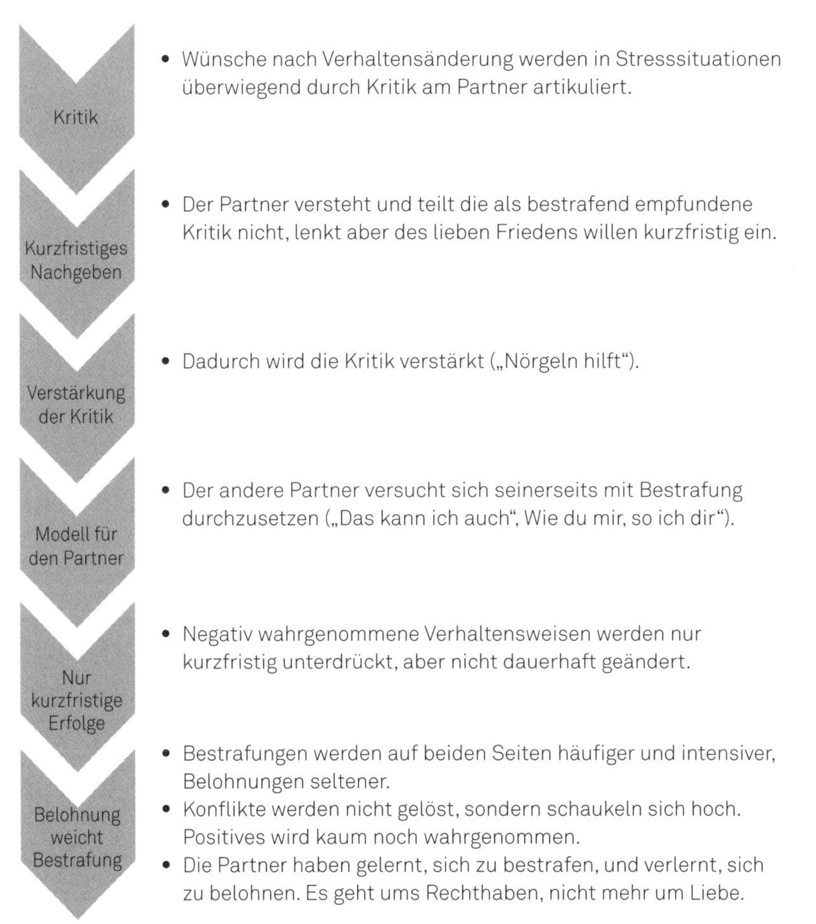

Abbildung 2: Der Zwangsprozess

Schließlich verwenden Partner nur noch bestrafende Methoden (Kritik, Abwertung, Beschuldigungen etc.), um sich gegenseitig zu beeinflussen. Angenehme Interaktionen, vor allem Sexualität und Zärtlichkeit, werden immer mehr entzogen, die gegenseitige Attraktion lässt nach, Alternativen zur Beziehung mit dem Partner werden erwogen.

Typisches Beispiel

Ein oft zitiertes Beispiel für einen solchen „Aufschaukelungsprozess“ ist die Frau, die ihren Mann als zu wortkarg erlebt und ihn aus ihrer Frustration heraus mit anhaltendem Nörgeln bestraft. Der Mann dagegen bestraft seine nörgelnde Frau, indem er sich umso mehr zurückzieht, was bei der Frau wiederum noch heftigeres Nörgeln auslöst. Hier ist der Teufelskreis der gegenseitigen Bestrafungen bereits perfekt. Kein Wunder, dass in einer Beziehung, in der solche Mechanismen vorherrschen, auch eine anfänglich große gegenseitige Liebe und Zuneigung der beiden Partner langsam, aber sicher erlischt.

Bei einer offenen, förderlichen Kommunikation gibt es nicht nur ein Gleichgewicht bezüglich Belohnung und Bestrafung, sondern ganz eindeutig überwiegen die belohnenden Aussageelemente. Des Weiteren stimmen Inhalt und nonverbale Signale überein, was für eine gesunde Beziehung ungemein wichtig ist. Ein mit mürrischer Miene lau dahingesagtes „Ich liebe dich“ wirkt zu Recht unglaubhaft und lässt beim Gegenüber alles andere als Freude aufkommen.

Eine aversive Kontrolle des Partnerverhaltens wie im Zwangsprozess beginnt meist mit Vorwürfen – und diese müssen noch nicht einmal ausgesprochen sein. Befunde aus der Stressforschung (Bodenmann, 2016) weisen darauf hin, dass Personen, die in Stresssituationen zu Selbstvorwürfen oder zu intrapsychischen Partnervorwürfen neigen, auch dem Partner entsprechend vorwurfsvoll begegnen.

2.3 Kognitive Verzerrungen

Bei der Entstehung und Aufrechterhaltung von Paarproblemen können kognitive Verzerrungen eine große Rolle spielen. Quellen für solche Verzerrungen in der Wahrnehmung und Bewertung des Partners und der Beziehung sind z. B.:

- selektive Aufmerksamkeit, was am Partner und an der Beziehung wahrgenommen wird, z. B. nur unerwünschtes Verhalten („Jetzt hat er schon wieder die Einkäufe vergessen!“ – der mitgebrachte Blumenstrauß wird kaum bemerkt);
- vorschnelle Schlüsse („Er hat gar nichts gesagt zu meinem neuen Kleid – ich bin ihm nicht mehr wichtig.“)
- Verallgemeinerungen („Nie hört er mir zu!“);

- Alles-oder-Nichts-Denken („Wenn wir nicht immer einer Meinung sind, ist die Beziehung nichts mehr wert.“);
- unausgesprochene Erwartungen, was in der Beziehung passieren soll (z.B. „Gleich nach der Heirat müssen wir für einen Stammhalter sorgen. Das wird ihr ja wohl klar sein.“);
- Annahmen und Überzeugungen, wie eine gute Beziehung funktioniert (z.B. „In einer guten Beziehung muss man alles zusammen machen.“);
- Zuschreibungen/Attributionen, also Annahmen über die Kausalität von Ereignissen oder Motivation von Verhaltensweisen (z.B. „Das sagt sie jetzt nur, um mich rumzukriegen.“).

Diese und andere kognitiven Verzerrungen sind z.B. in Epstein und Baucom (2002) sowie in Schindler et al. (2019) ausführlicher beschrieben.

Wir gehen davon aus, dass sich durch gezielte Lenkung des inneren und äußeren Dialogs ungünstige kognitive Muster konstruktiv verändern lassen, ohne sie in jedem Fall explizit machen zu müssen. Oft entdecken die Paare in einem gelungenen Gespräch diese Muster selbst und öffnen sich für neue Erfahrungen.

Die Rolle von Attributionen

Schwieriger wird es, die oft verdeckten, aber bisweilen sehr stabilen Attributionen der Partner ins Gespräch zu bringen, um sie gegenseitig mitzuteilen und hinterfragen zu können. (Als Beispiel: Partner A äußert den Wunsch nach einem baldigen gemeinsamen Urlaub. Partner B greift den Wunsch nur zurückhaltend und mit abweisender Miene auf. Partner B äußert allerdings nicht, dass er den Urlaubsvorschlag nur als unglaubwürdiges Manöver von A einschätzt, um vor dem Therapeuten gut dazustehen.) In belasteten Partnerschaften besteht die Gefahr, dass selbst positive Verhaltensweisen des Partners negativ interpretiert werden (vgl. auch Gottmanns Balance-Modell in Kapitel 2.4). Dadurch gerät der Blick auf die Beziehung hinter eine „graue Brille“ (z.B. „Er bringt mir Blumen mit? Sicher hat er was ausgefressen!“), während umgekehrt am Beginn einer Beziehung mittels der sprichwörtlichen „rosa Brille“ selbst negatives Verhalten noch positiv attribuiert wird (z.B. „Sie kommt zu spät zu unserem Date – das zeigt, wie engagiert sie in ihrem Job ist“).

Attributionen scheinen also für die Entwicklung der Beziehungszufriedenheit – im Positiven wie im Negativen – eine wichtige Rolle zu spielen, weswegen wir sie an dieser Stelle etwas ausführlicher aufgreifen. Vor allem unangenehme und unerwartete Ereignisse lösen Attributionen aus. Erklärungen und Rechtfertigungen für das Geschehen müssen gefunden werden, um darüber Kontrolle zu erlangen. Verzerrungen in der Attribution werden dabei mit wachsender emotionaler Beteiligung und der Gefährdung des Selbstwerts wahrscheinlicher. Ein Zustand von Zufriedenheit und Normalität gibt dagegen weniger Anlass zur Ursachenzuschreibung (Fiedler & Ströhm, 1991).

Internale und externale Attributionsmuster

Attributionen werden gewöhnlich in internale oder externale Attributionen unterschieden. Wenn ein Geschehen als personeninternes Merkmal attribuiert wird, besteht die Tendenz, diese Person auch für positives Verhalten zu loben und vor allem für Fehler zu beschuldigen. Werden externale Einflüsse der Umwelt zur Erklärung herangezogen, hat dies eher zur Folge, Fehler leichter zu verzeihen, erwünschtes Verhalten allerdings auch weniger zu honorieren. Man kann sich vorstellen, dass auch die Zufriedenheit in einer Paarbeziehung eng mit den Attributionsmustern der Partner zusammenhängt.

So weisen konflikthafte Paare eine größere Wahrscheinlichkeit auf, stabil und global zu attribuieren, wie z. B. „Streiten in der Beziehung ist grundsätzlich destruktiv“ oder „eine Veränderung in Beziehungen ist nicht möglich“. Diese Attributionsmuster werden so häufig auf den jeweils anderen Partner übertragen, der dann die Schuld an den Beziehungsproblemen trägt. Zufriedene Paare dagegen attribuieren negative Verhaltensweisen des Partners eher auf vorübergehende situationale Faktoren (Lutz, 2006).

Fiedler und Ströhm (1991) greifen verschiedene in der Literatur beschriebene Attributionsfehler vor allem in belasteten Partnerschaften auf, so z. B. *den fundamentalen Attributionsfehler*. Damit ist die Tendenz gemeint, den Einfluss personaler Faktoren gegenüber externalen Faktoren auf die Geschehnisse – auch in der Partnerschaft – zu überschätzen, bei glücklichen wie unglücklichen Paaren. Wenn aber in belasteten Partnerschaften, bedingt durch objektive Stressoren wie die psychische Erkrankung eines Partners, viele negative Ereignisse auftreten, die bekanntlich am meisten Anlass geben, Attributionen auszulösen, dann mündet diese allgemeine Personalisierungstendenz bei konflikthaften Paaren auch eher in Anklagen und Schuldzuweisungen.

Sehr häufig bei belasteten Partnern zu beobachten ist auch der sogenannte *Atmosphärische Fehler:* Unglückliche Paare erleben ihre Beziehung durch eine „graue Brille“, so Fiedler und Ströhm (1991). Die partnerschaftliche Interaktion dreht sich verstärkt um negative Anlässe; die Absichten und Wirkungen des Partnerverhaltens werden negativ verzerrt wahrgenommen. Zum einen existieren zahlreiche Befunde, die das objektiv beobachtbare Verhalten von unzufriedenen Paaren tatsächlich als negativer feststellten als das zufriedener Paare, zum anderen gibt es Hinweise, wonach bei unglücklichen Paaren auch der objektive Gehalt von Botschaften des Partners im negativen Sinne überinterpretiert wird. (z. B. Gottman, 1994).

Negativität wird durch solche Attributionstendenzen auch innerlich festgeschrieben und im Verbund mit Eskalationen auf der Verhaltensebene zu einem kaum mehr überwindbaren Hindernis, einen positiven Umschwung aus der partnerschaftlichen Unzufriedenheit herbeizuführen.

Fiedler und Ströhm (1991) betrachten Attributionsfehler nicht als ursächlich für die Entstehung von Partnerschaftskrisen, sondern betten die Attribution in ein Stressmodell: Belastende Situationen führen zu Überforderung, sodass nicht mehr ausreichend auf die Bedürfnisse des Partners eingegangen wird. Jetzt führen entsprechende Attributionstendenzen zu einer Verschiebung der Partnerbewertung ins Negative, die in Vorwürfen und Schuldzuweisungen Ausdruck findet. Der Partner wird dadurch noch stärker belastet und geht noch weniger auf den anderen ein.

Ungünstige Attributionsmuster

2.4 Das Balance-Modell von Gottman

Die Balance-Theorie von Gottman (1994) stellt ein weiteres Modell zur Erklärung von Beziehungsverläufen dar. Zum einen erweitert es lerntheoretische Zusammenhänge um kognitive und physiologische Aspekte, ohne dabei unübersichtlich zu werden, zum zweiten betont es die Wichtigkeit positiver Interaktionen in der Partnerschaft in Relation zu den zwangsläufig auch immer wieder auftretenden negativen Interaktionen, und zum dritten hebt es den zentralen Stellenwert des Kommunikationsstils der Partner für den Verlauf ihrer Beziehung hervor. Schließlich ergibt sich durch das Balance-Modell auch die Notwendigkeit, möglichst früh negativen Interaktionen entgegenzusteuern, und zwar durch die Verbesserung der Paarkommunikation (vgl. Abbildung 3).

Eine Beziehung ist für Gottman dann ausbalanciert, wenn zwischen den Partnern ein positives Kommunikationsverhalten fünfmal häufiger ist als ein negatives. Tröstlich ist daran, dass man im Umgang mit dem Partner auch mal Fehler machen darf, wie z. B. einmal nicht aufmerksam zuhören, oder einen Vorwurf machen, ohne damit gleich die Beziehung zu gefährden. Beunruhigend dabei könnte allerdings sein, dass man, um einen „Ausrutscher" wieder wettzumachen, erheblich mehr Energie einsetzen, sprich: sich einiges an Positivem einfallen lassen muss. Unangenehmes erregt leider mehr Aufmerksamkeit als Angenehmes und bleibt deshalb auch besser im Gedächtnis haften, sodass eine Kränkung normalerweise nicht durch ein Lob allein ausgeglichen werden kann.

Ganz unterschiedliche Paartypen können diese Balance schaffen und so auf Dauer ihre Beziehung als zufrieden erleben. Gottman unterscheidet dabei die konstruktiven (validators), die impulsiven (volatiles) und die vermeidenden (avoiders) Paare. Die konstruktiven Paare gehen auch im Konflikt fair miteinander um, gehen aufeinander ein und streben gemeinsame Konfliktlösungen an. Impulsive Paare können sich heftig und auch verletzend streiten. Allerdings finden sie auch wieder den Ausstieg aus solchen Eskalationen und gleichen diese mit fünfmal mehr Zuwendung und emotional positivem Umgang aus. Vermeidende Paare neigen dazu, Unstimmigkeiten in ihrer Bezie-

Beziehung in Balance

hung geflissentlich zu übersehen. Dementsprechend müssen sie auch wenig Negatives ausgleichen. Der Preis, den sie allerdings für diese „friedliche" Partnerschaft bezahlen, ist eine gewisse emotionale Distanz.

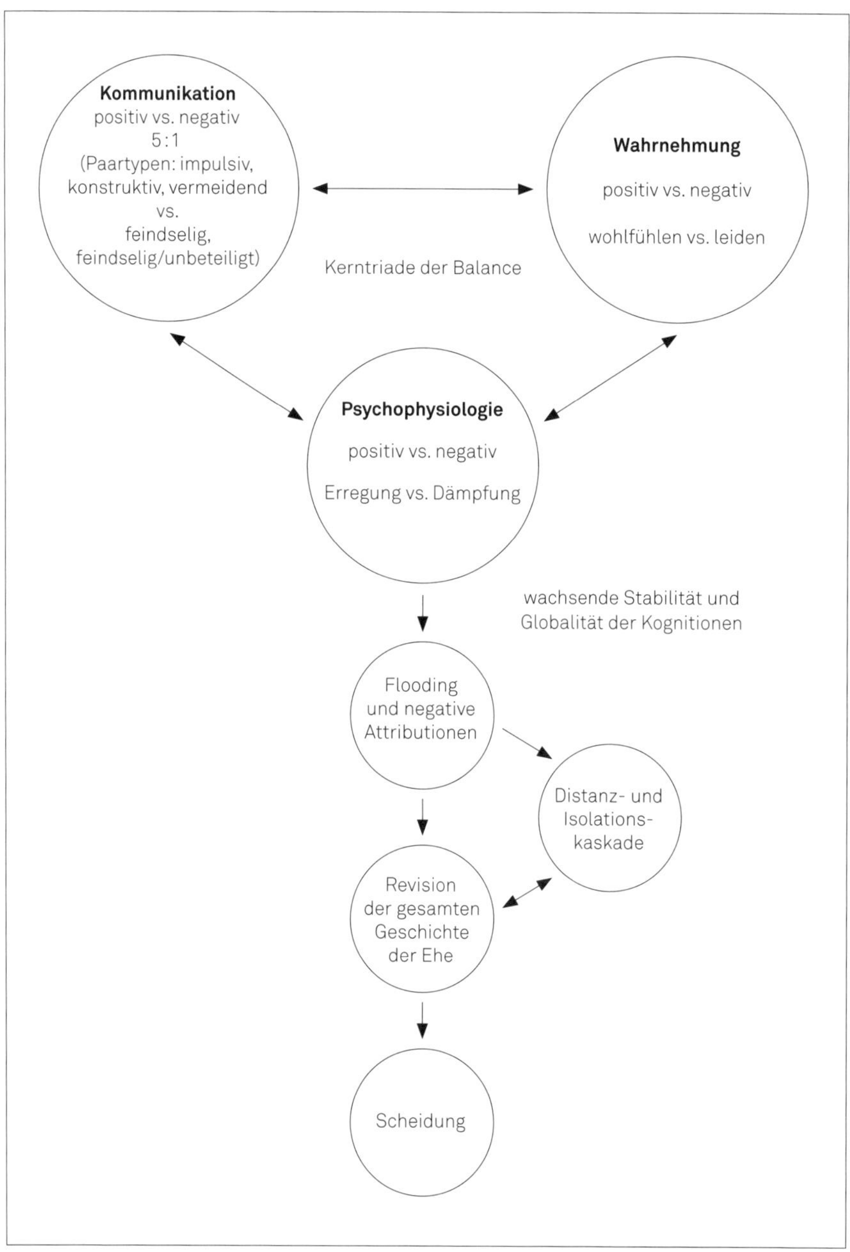

Abbildung 3: Balance-Modell nach Gottman (vgl. auch Engl & Thurmaier, 2012c, S. 34)

Ganz anders sieht es bei zwei weiteren Paartypen aus, die im Laufe ihrer Beziehung ein gegenseitiges destruktives Kommunikationsverhalten entwickeln, das die Beziehungsqualität massiv beeinträchtigt und häufig zu Trennung und Scheidung führt. Gottman spricht bei diesem Verhalten deshalb von den vier apokalyptischen Reitern und versteht darunter Kritik, Verachtung, Abwiegeln und Abblocken:

- Kritik, z. B.: Partner blickt genervt nach oben und sagt „Warum musst du immer so schlampig sein!"
- Verachtung, z. B.: Partner bemerkt mit eisiger Stimme: „Von einem Versager wie dir ist auch nichts anderes zu erwarten."
- Abwiegeln, z. B.: Partner wendet sich ab mit „Das stimmt doch gar nicht, wegen dieser Kleinigkeit ..."
- Abblocken, z. B.: Partner reagiert scheinbar gar nicht, beschäftigt sich mit etwas anderem, wirkt wie eine Mauer (Gottman spricht von Stonewalling), ggf. fallen Sätze wie „Und? Wen interessiert das?", „Du hast Recht und ich meine Ruhe".

Die Art und Weise, wie die beiden Partner miteinander kommunizieren, wird ihre Wahrnehmung in Bezug auf den Partner und die Partnerschaft massiv beeinflussen. Der Mathematiker und Psychologe Gottman geht hier von einem Entweder-Oder aus. Entweder die Partner schaffen es, in einem Verhältnis von 5:1 positiv miteinander umzugehen, dann werden sie auch ihre Beziehung insgesamt positiv wahrnehmen. Sie werden sich wohl, sicher, geliebt, respektiert fühlen. Oder die Partner schaffen diese 5:1-Balance nicht, dann werden sie ihre Beziehung auch negativ wahrnehmen. Sie werden unter und an ihrem Partner leiden und sich dabei entweder als unschuldiges Opfer oder als zu Recht entrüstet und zur Vergeltung berechtigt wahrnehmen.

Ob die eigene Partnerschaft positiv oder negativ wahrgenommen wird, hat wiederum großen Einfluss auf die Physiologie. Während eine glückliche Beziehung für den Körper Beruhigung und Entlastung bedeutet, bedeutet eine belastende Beziehung Dauerstress. Im negativen Sinne kann hier ein Teufelskreis, oder besser: eine sich schnell weiterentwickelnde Teufelsspirale entstehen (vgl. auch Kapitel 1.3.1). Unter Stress verengt sich nämlich die Wahrnehmungsfähigkeit. Man kann nicht mehr differenzieren, was schlecht und was gut am Partner ist, sondern verallgemeinert nur noch das Schlechte. Die Informationsverarbeitung ist erheblich reduziert. Und man neigt im Stress zu altgelernten, einfachen Verhaltensweisen, wie z. B. Angriff oder Flucht, das heißt, die Partner können unter starkem Stress auch nicht mehr angemessen aufeinander eingehen, z. B. offen miteinander reden und gemeinsam über Konfliktlösungen nachdenken. Vielmehr greifen sie sich aggressiv mit Vorwürfen an oder brechen den Kontakt ab bis hin zu einem völligen Abblocken. Die Kommunikation wird kontinuierlich destruktiver, und mit ihr verschlechtert sich auch beständig die Wahrnehmung der eigenen Beziehung. Dies erhöht wiederum den Stress und so weiter, und so weiter.

Beziehung aus dem Gleichgewicht

Das wirklich Gefährliche für Beziehungen ist nun, dass die immer negativer werdenden Wahrnehmungen sich zu immer globaleren und stabileren Einstellungen und Bewertungen wandeln. Nicht nur mehr der momentane Streit oder die momentane Spannung wird negativ erlebt, sondern immer mehr die ganze Person des Partners und die gesamte Beziehung. Viele Partner flüchten sich in dieser Phase in Distanz und meiden Kontakte zum anderen.

Der letzte (kognitive) Schritt vor der Trennung/Scheidung ist nach Gottman dann eine Revision der gesamten Ehegeschichte unter extrem negativem Vorzeichen. Veranschaulicht wird dieser destruktive Prozess in Abbildung 3.

3 Diagnostik und Indikation: Wie steht es mit der Partnerschaft?

Eine nicht zufriedenstellende Beziehung gilt nicht als psychische Erkrankung im klinischen Sinne. Wie bereits in Kapitel 1.3.1 dargelegt, gibt es starke Zusammenhänge der Beziehungsqualität mit der psychischen und physischen Gesundheit der Partner. Es lohnt sich daher, relevante Parameter der Beziehungsqualität zu erheben. Hierzu gibt es in Deutschland vielfach bewährte Messinstrumente, die einen guten Überblick über Belastungen und Ressourcen der Beziehung liefern, einen gezielteren Therapieplan ermöglichen, Veränderungsmessungen erlauben – und dies mit vergleichsweise geringem Zeitaufwand.

Wir beschränken uns hier auf die Vorstellung der standardisierten Instrumente „Partnerschaftsfragebogen (PFB)“ und „Problemliste (PL)“, die Bestandteil des „Fragebogens zur Partnerschaftsdiagnostik (FPD)“ sind (Hahlweg, 2016). Der FPD enthält zudem noch eine Kurzform des PFB (PFB-K) mit 10 Items, die „Problemliste II (PL II)“, in der die Antworten beider Partner gegenübergestellt und für eine paarorientierte Auswertung genutzt werden können, sowie den „Fragebogen zur Lebensgeschichte und Partnerschaft – Revision (FLP-R)“, der der Anamneseerhebung dient.

3.1 Partnerschaftsfragebogen (PFB)

Die Grundlagen des PFB basieren auf der sozialen Lerntheorie. Entsprechend bedient man sich hier vor allem der Verhaltensbeobachtung in Konfliktinteraktionen. Den positiven und negativen Interaktionserfahrungen kommt eine zentrale Bedeutung zu, um das Konstrukt der partnerschaftlichen Zufriedenheit halbwegs objektiv zu erfassen.

Der PFB (Hahlweg, 2016) wurde in mehreren Studien mit über 3.300 Personen zur differenziellen Einschätzung von Ehequalität entwickelt. Die Fragen wurden möglichst verhaltensnah formuliert. Der Partnerschaftsfragebogen besteht aus 30 Items, die drei Skalen zuzuordnen sind: Streitverhalten, Zärtlichkeit, Gemeinsamkeit/Kommunikation.

Skalen des PFB

Der PFB besitzt eine gute diskriminative und prognostische Validität sowie eine gute Reliabilität. Die interne Konsistenz (Cronbachs Alpha) beträgt 0,90 für die Skala „Streitverhalten“, 0,92 für die Skala „Zärtlichkeit“, 0,88 für die

Skala „Kommunikation“ und 0,94 für den Gesamtwert. Die Retest-Reliabilität liegt bei 0,69 bis 0,85.

Die Skala „Zärtlichkeit“ bezieht sich auf den direkten Körperkontakt der Partner, wie z. B. den anderen in den Arm nehmen und streicheln, außerdem auch auf Äußerungen über positive Gefühle, wie z. B. dem anderen sagen, dass er körperlich attraktiv ist, oder mit ihm über sexuelle Wünsche sprechen.

Die Skala „Gemeinsamkeit/Kommunikation“ beschreibt Aktivitäten, die von beiden Partnern gemeinsam ausgeführt werden und bei denen Verbundenheit im Vordergrund steht, z. B. gemeinsame Unternehmungen planen, sich die Wünsche des anderen merken und seine Meinung hören wollen.

In der Skala „Streitverhalten“ sind Verhaltensweisen beschrieben, die vom Partner während eines Konflikts oder Streits gezeigt werden und nicht der Konfliktlösung dienen. Hierzu gehören z. B. den Partner anschreien, beschimpfen, seine Aussagen ins Gegenteil verkehren, beim Streit kein Ende finden können, sich abfällig über die Meinung des anderen äußern, dem anderen die Schuld geben, wenn etwas schiefgeht. (Hinweis: Die Rohwerte müssen rekodiert werden [30 – RW], da die Skala negative Inhalte hat!)

Mit 19 bis 30 Punkten in der Skala „Zärtlichkeit“ und mit 20 bis 30 Punkten in der Skala „Gemeinsamkeit/Kommunikation“ sowie mit 23 bis 30 Punkten in der Skala „Streitverhalten“ kann von einer hohen Beziehungsqualität in der Partnerschaft ausgegangen werden. Von mittlerer Beziehungsqualität ist auszugehen, wenn die Werte der Skala „Zärtlichkeit“ bei 13 bis 18 Punkten, die Werte der Skala „Gemeinsamkeit/Kommunikation“ bei 14 bis 19 Punkten und die Werte der Skala „Streitverhalten“ bei 17 bis 22 Punkten liegen. Von einer deutlichen Beziehungsstörung kann gesprochen werden, wenn die Skalenwerte unter den o. g. Werten liegen, also die Skala „Zärtlichkeit“ bei Werten unter 13, die Skala „Gemeinsamkeit/Kommunikation“ bei Werten unter 14 und die Skala „Streitverhalten“ bei Werten unter 17 Punkten.

Aus den Skalen des PFB lässt sich ein Gesamtwert bilden, der theoretisch zwischen 0 und 90 liegen kann. Bezogen auf die letzte Normstichprobe (N = 1.114; Hahlweg, 2016) deutet ein Gesamtwert von unter 52 Punkten auf eine niedrige, von 53 bis 66 Punkten auf eine mittlere und ab 67 Punkten auf eine hohe Beziehungsqualität hin. Werte über 75 sind selten und meist nur bei Hochzeitspaaren zu verzeichnen.

3.2 Problemliste (PL)

Die „Problemliste (PL)“ (Hahlweg, 2016) wurde für die Eingangsdiagnostik, Verlaufs- und Veränderungsmessung bei Paaren entwickelt. In ihr werden 23 verschiedene Bereiche des Zusammenlebens aufgeführt, in denen es zu

Konflikten kommen kann. Sie wurde ebenfalls in zwei der bislang größten deutschen Eheberatungsstudien mit über 1.100 Personen eingesetzt (Hahlweg & Klann, 1997; Klann, 2002). Die interne Konsistenz (Cronbachs Alpha) der PL-Gesamtskala beträgt 0,82.

Die Partner sollen in der PL angeben, ob es in diesen Bereichen zu Problemen kommt und ob sie darüber sprechen. Es stehen vier Antwortkategorien (0 = „keine Konflikte", 1 = „Konflikte, erfolgreiche Lösungen", 2 = „Konflikte, keine Lösungen, oft Streit" und 3 = „Konflikte, aber wir sprechen kaum darüber") zur Auswahl. Die Anzahl aller ungelösten Konfliktbereiche wird als Ausdruck der Problembelastung gewertet.

Personen mit niedriger Beziehungsqualität geben in der „Problemliste" im Mittel neun Bereiche als problematisch an, während mit der Beziehung zufriedene Partner im Mittel nur drei Bereiche als problematisch einschätzen.

Rangreihe ungelöster Paarprobleme

Die Rangfolge der prozentualen Häufigkeiten ungelöster Probleme zeigt, dass von Personen mit *niedriger Beziehungsqualität* besonders Probleme, die direkt mit der emotionalen Qualität einer Partnerschaft in Beziehung stehen, genannt werden. An erster Stelle stehen die Items Zuwendung des Partners (74 %), Sexualität (70 %), Kommunikation – Gemeinsame Gespräche (66 %).

Die häufigsten ungelösten Probleme bei Personen mit *hoher Beziehungszufriedenheit* sind: Sexualität (26 %), Kindererziehung (23 %), Zuwendung des Partners (20 %) (weitere Details vgl. Hahlweg, 2016, S. 73).

PL als Problemübersicht

Die Problemliste gibt einen guten Überblick darüber, welche potenziellen Problembereiche in der Partnerschaft des Patienten aktuell vorhanden sind bzw. nicht. Partnerschaftsbereiche, die von beiden Partnern als nicht problematisch eingeschätzt werden, sollten als Ressourcen benannt werden. Verschiedene Einschätzungen können thematisiert werden und ausgewählte Problembereiche als Rahmenthemen für entsprechende Paarsitzungen herangezogen werden. Skalen oder einen Gesamtwert gibt es hier nicht zu berechnen. Einige Anwendungsbeispiele sind in Hahlweg (2016) aufgeführt.

3.3 Indikationen und Kontraindikationen

Die in zahlreichen Studien gefundenen Zusammenhänge zwischen Paarkonflikten und individuellen Störungen legen nahe, zur Therapie auch bewährte paartherapeutische Interventionen einzusetzen. Für die Partner der Patienten ist die Notwendigkeit einer Paartherapie häufig jedoch nicht einsichtig, da doch der „indizierte" Patient einer Behandlung bedarf und nicht der Partner. Aus diesem Grund empfiehlt es sich, das Therapieangebot nicht als „Paartherapie" zu „verpacken" bzw. zu betiteln, sondern lieber als Hilfe für alle Beteiligten im gemeinsamen Umgang mit der Störung und den Belastungen.

Die Beziehung ist nicht die Krankheit, aber sie kann durchaus ein krankmachender bzw. aufrechterhaltender oder umgekehrt ein protektiver Faktor sein.

Eine Indikation für paarorientierte Interventionen ist gegeben, wenn die Partnerschaft entweder eine soziale Ressource ist oder eine soziale Bedingung, die zur Aufrechterhaltung der psychischen Störung beiträgt oder den Therapieerfolg mindert bzw. zu Rückfällen führt. Dabei empfiehlt Kröger (2010), die Konsequenzen paarorientierter Interventionen für beide Partner und die Kinder zu bedenken und mögliche Veränderungen sowie Belastungen für alle Beteiligten mit diesen zu besprechen und mögliche Folgen abzuwägen (z.B. Trennung).

Für die Einbeziehung des Partners in die Therapie haben sich folgende Indikationskriterien bewährt:

- *Beide Partner müssen noch Interesse an ihrer Beziehung haben.* Gelungene Gespräche schaffen mehr Nähe. Wenn jedoch ein Partner bereits für sich die Trennung beschlossen hat, wird er sich kaum auf entsprechende Gesprächsübungen einlassen.
- *Beide Partner sollten grundsätzlich miteinander reden wollen.* Manche Partner sind so verletzt, dass sie sich anfangs nicht auf ein Gespräch mit dem anderen Partner einlassen können, von diesem auch erstmal keinerlei Verständnis erwarten und stattdessen lieber allein mit dem Therapeuten arbeiten möchten.
- Beide Partner müssen sich auf *verbindliche gemeinsame Termine* festlegen.

Kontra-indiationen

Erschwerend bis verunmöglichend sind:

- Beide Partner haben oder ein Partner hat eine etablierte Außenbeziehung (ist z.B. auch mit einem anderen Partner verheiratet). Hier ist unklar, ob überhaupt das „richtige“ Paar vor einem sitzt. Manche Partner, die eine neue Beziehung eingegangen sind, neigen bisweilen dazu, den alten Partner in der Therapie zu „parken“.
- Bei einem oder beiden Partnern liegt eine akute psychische Erkrankung oder chronischer Missbrauch bzw. Abhängigkeit von psychotropen Substanzen vor. Hier kann die Symptomatik so beherrschend sein, dass ein Arbeiten mit dem Paar kaum möglich ist.
- Bei einem oder beiden Partnern liegen strafrechtlich relevante Auffälligkeiten vor (z.B. sexueller Missbrauch der Tochter durch den Vater, wiederkehrende Gewaltausbrüche etc.). Hier hat Opferschutz absolute Priorität.

4 Praktische Umsetzung und Therapie

In Kapitel 4 wird zunächst auf einige grundlegende Aspekte der Paartherapie eingegangen, bevor ausführlich eine Methodik zur therapeutischen Gesprächsführung mit Paaren und verschiedenen Einheiten eines für die Paartherapie entwickelten Kommunikationstrainings vorgestellt werden.

4.1 Grundlagen der Paartherapie

4.1.1 Das Besondere der Paartherapie

Wie in Kapitel 1.3.1 dargelegt, kann es in vielen Fällen – so vor allem bei depressiven Erkrankungen – hilfreich sein, den Partner des Patienten in die Therapie miteinzubeziehen. Banal betrachtet entstehen im klassischen Setting der Paartherapie besondere Herausforderungen dadurch, dass der Therapeut nicht wie gewohnt mit einer, sondern mit zwei Personen zugleich arbeitet. Dabei gibt es im Vergleich zur Einzeltherapie natürlich einiges zu beachten, z. B.:

Arbeit mit dem Paar

- Wie kann der Therapeut beiden Partnern gerecht werden,
- wie kann er für Ausgewogenheit der Gesprächsanteile sorgen,
- wie kann er beide Partner ermutigen, ihre Sichtweise darzustellen und jeweils den anderen vor Vorwürfen zu schützen?

Eine ausführliche Beschreibung hierzu findet sich ab Kapitel 4.2.6. Eine besondere Situation ist gegeben, wenn der Therapeut von einem der beiden Partner im Verlauf einer Einzelsitzung ein beziehungsrelevantes „Geheimnis" erfährt. Hier muss sich der Therapeut die Erlaubnis einholen, dieses bei Bedarf in den gemeinsamen Paarsitzungen thematisieren zu dürfen (Offenheitsregel). Falls das nicht möglich ist, würde der Therapeut zum Geheimnisträger, der nicht mehr frei mit dem Paar arbeiten kann (vgl. Kapitel 4.1.5).

4.1.2 Therapeutische Beziehung

Wie in allen Therapien spielt auch in der Paartherapie der Aufbau einer guten therapeutischen Beziehung eine wesentliche Rolle. Für den Therapeuten ist das mit einem Paar oft gar nicht so leicht, allein schon wegen der Geschlechterfrage. So kann z. B. bei einem Partner schnell der Eindruck entstehen, die beiden Männer bzw. Frauen solidarisieren sich gegen mich; der Therapeut oder die Therapeutin kann meinen Mann bzw. meine Frau sowieso viel besser verstehen. Oder umgekehrt kann es zu einem hinderlichen Konkurrenzerleben zwischen dem Therapeuten und dem gleichgeschlechtlichen Partner kommen. Deshalb ist es besonders wichtig, beiden Partnern ausgewogen Zuwendung und Aufmerksamkeit zu schenken und gezielt bei beiden viel Ressourcenarbeit zu leisten, im Sinne der Ressourcenaktivierung nach Grawe.

Aufbau der therapeutischen Beziehung

> Patienten kann man besonders gut helfen, indem man an ihre positiven Möglichkeiten, Eigenarten, Fähigkeiten und Motivationen anknüpft; indem man die Art der Hilfe so gestaltet, dass der Patient sich in der Therapie auch in seinen Stärken und positiven Seiten erfahren kann. (Grawe, 1995, S. 135)

So kann auch die Autonomie, Selbstverwirklichung und Eigendynamik von Paarbeziehungen gestützt werden. Statt Defizite hervorzuheben, gilt es, Ressourcen zu nutzen und Lösungen der vorgestellten Probleme zu ermöglichen.

4.1.3 Das Paargespräch

Auf der einen Seite besteht die Gefahr, dass das Gespräch der beiden in der Therapie sich immer mehr der Form ihrer Gespräche im Alltag annähert. Doch gilt es ja, diese häufig ungünstigen Gesprächsmuster gezielt zu durchbrechen. Sonst lernen die Paare in der Therapie nicht dazu und alles bleibt beim Alten. Auf der anderen Seite hat das Setting den Vorteil, dass das, was Grawe Problemaktualisierung nennt, dass nämlich nach dem „Prinzip der realen Erfahrung“ alles, was verändert werden soll, real in der Therapie erlebt werden muss, hier voll und ganz gegeben ist. Nach Grawe (1995) lassen sich Probleme am besten in einem Setting behandeln, in dem eben diese Probleme real erfahren werden, und genau das ist der Fall, wenn sich die beiden Partner gegenübersitzen und aus ihrem jeweiligen Blickwinkel heraus miteinander über ein Problem sprechen. Die therapeutischen Interventionen sollten es also dem Paar während der Problemaktualisierung ermöglichen, neue, positive Erfahrungen in ihren Interaktionen zu machen. Die Partner müssen anhand der sie bewegenden Themen spüren können, dass schon allein die Art und Weise, wie ein Konflikt zur Sprache kommt, wie Gefühle und Bedürfnisse mitgeteilt werden oder auch wie zugehört wird, das Erleben und Bewerten des Partners und der Beziehung mitbestimmen. Die Partner sollen ihre individuellen Kommunikationsfehler rasch bemerken und sich für konstruktive Alternativen entscheiden können.

Schaffen positiver Gesprächserfahrungen

4.1.4 Hilfe zur Problembewältigung und Klärungsperspektive

Der Therapeut muss den Patienten mit geeigneten Maßnahmen aktiv unterstützen oder direkt dazu anleiten, mit einem bestimmten Problem besser fertig zu werden. Es geht für den Patienten um die unmittelbare Erfahrung, eine beklagte Schwierigkeit nun umgehen oder meistern zu können, sich besser gewappnet, sich nicht mehr so ausgeliefert zu fühlen wie zuvor (Grawe, 1995, S. 138).

In unserem Ansatz erfolgt direkte Unterstützung und Anleitung in Form gezielter Interventionen zur Kommunikationsverbesserung. Positive Alternativen zu Kommunikationsfehlern werden absolut zeitnah als Problembewältigung zur Verfügung gestellt.

Bewältigungskompetenzen für eine Vielzahl von stressinduzierenden Lebenssituationen in einer Partnerschaft zu verbessern heißt, sich nicht nur auf die Vermittlung von Kommunikationsfertigkeiten zu beschränken, sondern auch auf innere Vorgänge zu achten, die einen wohltuenden Austausch der Partner erschweren oder erleichtern können. Dies sind z. B. die Qualität des inneren Dialogs (Wie ich mit mir selbst rede, so sage ich es auch dem Partner), Attributionsmuster (Wer ist schuld, wenn etwas Unliebsames passiert?), emotionale Reaktionsmuster (Da muss einem ja der Kragen platzen) oder das Erkennen und Aktivieren können von Ressourcen (Ich weiß um meine und deine Stärken, auch wenn mal etwas schiefgeht). Diese und weitere Einflussfaktoren auf die Paarinteraktion werden in der im Folgenden dargestellten Interventionsmethodik berücksichtigt.

Mehr Klarheit schaffen

Durch diese Interventionen erlangen die Paare mehr Klarheit über sich, den Partner und die Beziehung durch die aktive Zuhörerrolle des Partners sowie durch die dem Gespräch vorausgehende Selbstreflexion, ergänzt durch Erklärungen des Therapeuten auf der Metaebene. So kann das Erklären von speziellen Kommunikationsprozessen mittels einfacher Plausibilitätsmodelle unter Rückführung auf Gesprächsregeln (vgl. Kapitel 4.2.4) sinnvoll sein.

Beispiel:

Der Mann äußert den Wunsch, einmal ein Wochenende mit seiner Frau in einem Wellnesshotel zu verbringen. Der Frau fällt es sichtlich schwer, zuzuhören, sie wiegelt sofort und wiederholt ab („Alles viel zu teuer“). Das anfänglich konstruktive Gespräch zwischen den beiden Partnern droht zu kippen. Der Therapeut könnte nun selbst das Verhalten der Frau hinterfragen, bevorzugt aber, den Dialog der Partner wieder in positive Bahnen zu leiten.

Th.: *(unterbricht und erklärt)* Manchmal wird Zuhören mit Zustimmen verwechselt. Man glaubt schon zu wissen, dass der Partner auf etwas hinauswill, was man selbst nicht möchte – und dann rennt man innerlich gleich davon oder hält dagegen und das weitere Gespräch darüber verschwindet oder mündet in Streit. Das können Sie vermeiden und stattdessen mehr voneinander erfahren, indem Sie erst wiedergeben, was Sie vom anderen gehört haben. Wiedergeben heißt nicht, den eigenen Standpunkt aufgeben. Und statt sich gleich einen Reim zu machen, wie es der andere wohl meint, fragen Sie einfach offen nach, z. B.: „Wie stellst du dir das konkret vor? Was genau erwartest du von mir?" Dann fühlt sich Ihr Partner ernst genommen, Sie wissen viel genauer, wie der Wunsch aussieht, und können dann auch besser einschätzen, wie es Ihnen damit geht und was Sie selbst möchten. Das sollten Sie dann im Anschluss auch sagen. Probieren Sie es einfach mal aus. Bitte teilen Sie Ihrer Frau gerade noch einmal ihren Wunsch mit, Herr A., und Sie, Frau A., fassen diesen einfach nur zusammen und stellen vielleicht ein paar Fragen dazu. Wie gesagt – es geht jetzt nur um Verständnis, nicht um Ihr Einverständnis.

Im Zuge dessen lässt sich die Frau darauf ein, sich diesen Wunsch ausführlicher anzuhören und kann im Anschluss mitteilen, dass sie gerne auf einige von Ihrem Mann konkret geschilderten Vorschläge, wie er sich so ein Wochenende vorstellt, eingehen könnte, aber erst einmal keine sexuelle Annäherung wünsche. Durch die vorangegangene Intervention ist es dem Therapeuten gelungen, die beiden Partner im Gespräch zu halten, ein erst einmal schwieriges Thema leichter ansprechbar zu machen und dem Paar gleichzeitig einfache Mittel zur Klärung an die Hand zu geben.

Plausibilitätsmodelle anbieten

Die kurzen und möglichst plausiblen Erklärungen und Anregungen, die der Therapeut auf der Basis eines lerntheoretischen Verständnisses der Paarinteraktion bei Bedarf leistet, sollen den Transfer eines konstruktiven Gesprächsverhaltens in den Alltag erleichtern. Dieses Vorgehen entspricht der „Klärungsperspektive" nach Grawe, bei der es darum geht, „dass der Therapeut dem Patienten dabei hilft, sich über die Bedeutungen seines Erlebens und Verhaltens im Hinblick auf seine bewussten und unbewussten Ziele und Werte klarer zu werden ... Warum empfindet, warum verhält sich der Patient so und nicht anders?" (Grawe, 1995, S. 138)

4.1.5 Sozialrechtliche Bedingungen

In der Internationalen Klassifikation psychischer Störungen (ICD-10) werden unter Z63.0: „Probleme in der Beziehung zum (Ehe-)Partner" kodiert. Das medizinische Krankheitsmodell, das das deutsche Gesundheitssystem prägt, geht bei der Diagnostik und Therapie von Störungen der einzelnen Person aus. Deshalb zählt Paartherapie nicht zum Leistungskatalog der gesetzlichen Krankenkassen. Nach den Psychotherapievereinbarungen § 11 Abs. 9 ist jedoch innerhalb einer Individualtherapie der Einbezug von Angehörigen im Verhältnis von einer gemeinsamen Sitzung zu vier Einzelsitzungen möglich. Der Einsatz von paarorientierten Interventionen sollte dabei im Bericht an den Gutachter durch klar nachvollziehbare Diagnostik, Bedingungsanalyse und Zielsetzung vermittelt werden.

Damit das im Folgenden vorgestellte Konzept (vgl. Kapitel 4.3 und 4.4) nicht nur auszugsweise, sondern vollständig mit allen neun Einheiten zur Anwendung kommen kann, müssen mindestens 45 Therapiestunden zur Durchführung kommen und damit eine Langzeittherapie von 60 Stunden beantragt werden. Es empfiehlt sich, den Partner nach der Einwilligung des Patienten möglichst frühzeitig in probatorische Sitzungen einzubeziehen.

Rahmenbedingungen der Paararbeit

Es ist unbedingt zu beachten, mit dem Patienten im Vorfeld zu klären, welche mitgeteilten Inhalte der Schweigepflicht unterliegen sollen. Während in der Individualtherapie der Therapeut nur dem Patienten und nicht dem Partner zur Verschwiegenheit verpflichtet ist, gilt die therapeutische Schweigepflicht in der Paartherapie beiden Partnern gegenüber. Dies könnte den Handlungsspielraum des Therapeuten massiv einschränken, wenn einer oder beide Partner ihn zum „Geheimnisträger" machen, indem sie ihm therapierelevante Inhalte mitteilen, die er nicht vor dem anderen Partner thematisieren kann (z. B. Außenbeziehung, Straftaten, Verschuldung, ansteckende Erkrankung).

Deshalb empfehlen wir, sobald der Einbezug des Partners mit dem Patienten thematisiert wird, klar zu regeln, dass der Therapeut alle ihm mitgeteilten Inhalte in der Therapie auch vor dem miteinbezogenen Partner zum Thema machen kann, wenn es ihm geboten erscheint (Schweigepflichtsentbindung gegenüber dem namentlich benannten Partner). Die Verschwiegenheitspflicht des Therapeuten gegenüber Dritten bleibt davon natürlich unberührt.

4.2 Das Filter-Katalysator-Modell – Den Dialog in Gang bringen

4.2.1 Spezielle therapeutische Gesprächsführung

Durch eine spezielle Methode der therapeutischen Gesprächsführung soll in der Paartherapie die Anwendung von Gesprächsregeln von Anfang an zur Förderung der partnerschaftlichen Dialogfähigkeit genutzt werden. Der Auftakt von Paargesprächen in der Therapie ist nicht selten mit der Herausforderung verbunden, wechselseitige Vorwürfe und Schuldzuweisungen der Partner in geeigneter Weise zu verhindern und gleichzeitig eine Motivation zum konstruktiven Gespräch zu schaffen.

Gerade bei zerstrittenen Partnern findet sich anfänglich die Einstellung „bloß nicht unterkriegen lassen“, es geht erstmal mehr ums „Recht haben“, weniger ums Verstehen, denn auf den anderen einzugehen, könnte schon eine Niederlage bedeuten. Dementsprechend ist Angriff die beste Verteidigung, und dem Partner wird subtil oder auch vehement die Verantwortung für die Beziehungskrise zugeschoben. So gesehen werden auch von einem oder beiden Partnern Versuche unternommen, den Therapeuten auf die eigene Seite zu ziehen (z.B. „Vielleicht hört meine Frau ja auf Sie, ich habe es schon längst aufgegeben“).

Dies kann gerade die Anfangsphase der Paartherapie zusätzlich erschweren, wo schon viele Aufgaben zu meistern sind und die Partner in ihrer Compliance noch nicht gefestigt sind: Der Therapeut versucht einerseits Informationen von beiden Partnern zu gewinnen (Problemlage, Ziele und Ressourcen zu sortieren), andererseits eine tragfähige Beziehung aufzubauen, Empathie zu entwickeln und zusätzlich beiden Partnern gerecht zu werden. Dazu darf das Gespräch nicht entgleiten, damit den Partnern das Gefühl vermittelt werden kann, „voreinander geschützt“ zu werden, sich öffnen zu können und dadurch neue Erfahrungen, Umgangsweisen etc. miteinander zu ermöglichen.

Bisweilen lassen Therapeuten eine *Eskalation* zwischen den Partnern zu und gewinnen durch das sogenannte Beobachten der Szene Einblicke in die destruktiven Interaktionsmuster des Paares. Wenn sie das Paar dabei zu lange gewähren lassen, verlieren sie leicht das Vertrauen der Partner in ihre therapeutische Kompetenz (z.B. „Hier läuft es auch nicht besser als zu Hause“).

Spezielle therapeutische Gesprächsführung

Das therapeutische Bestreben, Gefühle und Bedürfnisse zu erspüren und gleichzeitig auf das konkrete (Gesprächs-)Verhalten zu achten, gelingt nur, wenn eine von beiden Aufgaben quasi automatisiert ist. Dies fällt bei der Steuerung des Gesprächsverhaltens bei entsprechender Übung auf Dauer wesentlich leichter. Ein bekanntes Automatisierungsbeispiel ist das Anfahren am Berg: Einige erinnern sich vielleicht noch an die Fahrschule und das „Fahrlehrermantra Kuschahabre“, also den gleichzeitigen Umgang mit Kupplung, Schaltung und Handbremse, der den Anfänger so sehr fordern kann, dass er keinen Blick mehr für die Straße hat. Mit etwas Routine tritt dieser Vorgang in den Hintergrund und der Blick für den richtigen Weg wird wieder frei.

In Paargesprächen, vor allem in Konfliktgesprächen, gibt es eine Unzahl von Fehlermöglichkeiten (vgl. Engl & Thurmaier, 2012b), erfreulicherweise aber nur eine geringe Zahl von Regeln, deren Anwendung für gelungene Gespräche sorgen kann. Dabei ist es oft nicht möglich, die Paare schon in der ersten Sitzung mit diesen Regeln zu konfrontieren, da sie noch viel zu erregt oder viel zu gefangen in ihrem negativen Partnerbild sind und dementsprechend noch nicht in der Lage oder willens sind, konstruktive Regeln ihrem Partner gegenüber anzuwenden.

In der Therapie empfiehlt es sich deshalb, dem Paar mit gezielten Interventionen zu einer konstruktiveren Paarkommunikation zu verhelfen, indem die Gesprächsregeln erst nur implizit zur Anwendung kommen. Hierzu haben wir im Folgenden ein entsprechendes Vorgehen entwickelt.

4.2.2 Voraussetzungen für Verständnis

Um es beiden Partnern ermöglichen zu können, gegenseitiges Verständnis aufzubauen, bedarf es einer geschützten, vertrauensbildenden Gesprächsatmosphäre. Vertrauen in die Therapie, die Schutz vor Verletzungen gewährleistet und ein Gefühl des Angenommenseins vermittelt, ist eine selbstverständliche, aber in der Realität nicht einfach herzustellende Bedingung für ein Sich-einlassen-Können bei belastenden Themen. Gelingt die Selbstöffnung beider Partner unter diesen geschützten Bedingungen, führt dies einerseits zu mehr gegenseitigem Verständnis und andererseits zu einer veränderten Sichtweise auf Beziehungsprobleme.

Geschützter Rahmen

Bei diesem Prozess müssen die Partner gerade am Anfang sowohl sehr empathisch als auch gut kontrolliert begleitet werden, da häufig auch Emotionen wie Wut, Angst, Enttäuschung, Resignation und Trauer die Gefahr destruktiver Interaktionsmuster erhöhen. Durch einen zunehmend konstruktiven inneren und äußeren Dialog gelingt ein differenzierterer Blick auf die eigene Person und die des Partners und erleichtert das Aufeinanderzugehen.

4.2.3 Steuerung des Therapiegesprächs

Die Partner verletzen sich oft durch Kommunikationsfehler, wie z. B. Vorwürfe, Abwertungen, Nicht-Aufeinander-Eingehen, und sie zeigen sich umgekehrt ihre gegenseitige Wertschätzung z. B. durch aufmerksames Zuhören und offenes Ansprechen von Gefühlen und von Bedürfnissen.

Die Therapeuten sind zu Beginn einer Paartherapie in der schwierigen Situation, viele Aufgaben gleichzeitig meistern zu müssen: einerseits sich ein Bild vom Interaktionsprozess des Paares zu machen, Problemlage, Ziele und Ressourcen zu sortieren, Empathie zu entwickeln, Hoffnung zu wecken etc., andererseits beiden Partnern gerecht zu werden, Täter-Opfer-Zuweisungen zu vermeiden, das Gespräch mit dem Paar nicht aus dem Ruder laufen zu lassen, den Beteiligten das Gefühl zu vermitteln, dass sie hier „voreinander geschützt" werden, sich öffnen können und dadurch neue Erfahrungen miteinander machen und neue konstruktivere Umgangsformen erarbeiten können.

Gezielte Gesprächssteuerung

Gerade im Kontakt mit sehr verletzten Paaren entsteht hier bisweilen eine Überforderungssituation für die Therapeuten, in der sie den Überblick verlieren können und dann um die Behauptung ihrer Kompetenz ringen – gegebenenfalls mit ungeeigneten Mitteln – oder sich resignativ zurückziehen, z. B. autoritär-verletzend („Das wundert mich jetzt nicht, dass bei Ihnen der Haussegen schief hängt, bei dem Ton, den Sie sich herausnehmen") oder passivresignierend („äh, Moment, bitte ..."). Die Konsequenz für die betreffenden Partner ist ein schwindendes Zutrauen in die Therapie, die schon zu Beginn die gewohnten destruktiven Abläufe nicht zu verhindern weiß.

4.2.4 Einfache Regeln und Vorgaben als Gesprächshilfe

Im Gespräch gibt es eine Unzahl von Fehlermöglichkeiten (vgl. Kasten „Fehlerbeispiele" auf S. 36), aber nur eine überschaubare Zahl von Regeln (vgl. die beiden folgenden Kästen), die helfen, eine verletzende, destruktive Paarkommunikation zu verhindern (Engl & Thurmaier, 2012b).

Fertigkeiten der Sprecherrolle

1. *Ich-Gebrauch:* Sprechen Sie von Ihren eigenen Gedanken und Gefühlen. Kennzeichen dafür ist der Ich-Gebrauch. Alle Aussagen werden dadurch persönlicher. Äußerungen, die nur auf andere gerichtet sind (Du-Sätze), sind meist Vorwürfe oder Anklagen, die als Auslöser für Gegenangriffe oder Rechtfertigungen wirken.
2. *Konkrete Situation ansprechen:* Sprechen Sie konkrete Situationen oder Anlässe an, sodass Verallgemeinerungen (z. B. „immer", „nie") vermieden werden. Verallgemeinerungen rufen meist sofortigen Widerspruch hervor und lenken vom eigentlichen Inhalt der konkreten Situation völlig ab. Durch die Einhaltung dieser Regel werden Ihre Aussagen anschaulicher.
3. *Konkretes Verhalten ansprechen:* Sprechen Sie von konkretem Verhalten in bestimmten Situationen. Das macht Ihre Aussagen nachvollziehbarer, und Sie vermeiden dadurch, Ihren Partner zu bewerten. Eine Unterstellung negativer Eigenschaften (z. B. „typisch", „unfähig", „langweilig", „nie aktiv") ruft nur Widerspruch hervor. Trennen Sie in Ihren Aussagen das Verhalten, das Sie wahrnehmen, von den Gefühlen und Gedanken, die es bei Ihnen auslöst.

4. *Beim Thema bleiben:* Achten Sie darauf, nur auf solche Inhalte einzugehen, die für das von Ihnen gewählte Thema von Belang sind und Ihrem Partner klarer machen, was Ihr Anliegen ist. Sonst läuft das Gespräch Gefahr, völlig vom eigentlichen Thema abzukommen.
5. *Sich öffnen:* Öffnen Sie sich und beschreiben Sie, was in Ihnen vorgeht. Wenn Sie Ihre Gefühle und Bedürfnisse direkt äußern, lassen sich Anklagen und Vorwürfe vermeiden und Sie können sich viel leichter verständlich machen. Auch kann dadurch „negatives Gedankenlesen" vermieden werden. Hierunter versteht man Äußerungen, die die Reaktionen des Partners vorwegnehmen, z.B. „Auf andere Art kann man ja nicht mit dir reden" oder „Ich würde was unternehmen, aber du machst ja doch nicht mit". Der Sprecher sichert sich damit schon im Voraus gegen eine mögliche Reaktion ab und riskiert damit eine selbsterfüllende Prophezeiung.

Fertigkeiten der Zuhörerrolle

1. *Aufnehmendes Zuhören:* Zeigen Sie Ihrem Partner nonverbal (nicht sprachlich), dass Sie ihm zuhören und Interesse an seinen Äußerungen haben. Dies kann z.B. durch unterstützende Gesten wie Nicken oder kurze Einwürfe wie „hm", „aha" geschehen. Wichtig ist neben dem Blickkontakt auch eine dem Partner zugewandte Körperhaltung. Ermutigungen, doch weiterzusprechen wie „Ich würde gern mehr darüber hören", verstärken den Partner für sein Erzählen.
2. *Zusammenfassen:* Melden Sie die wesentlichen Äußerungen des Sprechers möglichst in eigenen Worten zurück, um deutlich zu machen, dass Sie ihn verstanden haben. Fällt es Ihnen schwer, die Äußerungen in eigene Worte zu kleiden, sollten Sie vor wörtlichen Wiederholungen nicht zurückschrecken. Diese Regel unterstützt Sie beim Verstehen des Partners, deckt Missverständnisse auf und strukturiert das Gespräch.
3. *Offene Fragen:* Was Ihnen zum besseren Verständnis der Aussagen des Sprechers hilft, sollten Sie mit offenen Fragen in Erfahrung bringen, z.B. „Wie ging es dir dabei?", „Woran hast du das gemerkt?" – nicht: „aber das musst du doch gemerkt haben, oder?". Offene Fragen ersparen Ihnen unnötige Interpretationen, vermitteln Ihrem Partner Interesse, nötigen ihn nicht zu Rechtfertigungen, sondern ermutigen ihn, sich tiefer auf das gewählte Thema einzulassen.
4. *Lob für das Gesprächsverhalten:* Faires Gesprächsverhalten ist nicht selbstverständlich. Loben Sie den Sprecher für offene und verständliche Äußerungen, damit dieser sich ermutigt fühlt (z.B.: „Ich verstehe es jetzt viel besser, weil du mir das so klar und offen gesagt hast."). Natürlich kann auch der Sprecher gutes Zuhören des Partners loben.

5. *Rückmeldung des ausgelösten Gefühls:* Es gibt Situationen, in denen es Ihnen nicht möglich sein wird, mit Verständnis auf den Sprecher zu reagieren, etwa weil dessen Äußerungen Sie sehr aufgebracht haben. In einem solchen Fall sollten indirekte Aussagen vermieden werden, z. B.: „Aber das stimmt doch gar nicht!" Stattdessen melden Sie besser Ihre eigenen Gefühle direkt zurück, z. B.: „Ich bin völlig überrascht, dass du das so siehst." Genauso wichtig ist es, auch aufkommende positive Gefühle zurückzumelden, z. B.: „Mich freut es, dass du dies mit mir gemeinsam machen willst."

Häufige Gesprächsfehler

Der folgende Kasten zeigt typische Fehlerbeispiele, in denen die vorher genannten Sprecher- und Zuhörerregeln verletzt werden. Ein häufiger Fehler ist z. B., nicht von sich zu sprechen, wenn es eigentlich um eine persönliche Angelegenheit geht. Dadurch wird die Person nicht spürbar und das Anliegen nicht nachvollziehbar. Stattdessen wird z. B. via Du-Satz der Partner angegriffen (z. B.: 1, 4, 5, 9, 13, 14, 15, 19, 20, 21, 22, 23, 24, 25, 26) oder etwas indirekter mit verallgemeinernden Formulierungen, wie z. B. Man-Sätzen (z. B.: 10, 16) bzw. vereinnahmenden Wir-Sätzen (z. B.: 17), oder gar einer allgemeingültig scheinenden Regel (z. B.: 7, 12, 18). Zugespitzt wird dieser typische Fehler meist noch mit Verallgemeinerungen wie „immer", „nie" oder meist negativen Eigenschaftszuweisungen (z. B.: 1, 5, 13, 14, 15, 19, 21, 23, 26), gegen die der Angesprochene sich zur Wehr setzen wird (z. B.: 2, 9, 14, 24).

Fehlerbeispiele

1. Immer mischst du dich in meine Angelegenheiten.
2. Aber das stimmt doch gar nicht (das ist doch gar nicht wahr).
3. Das gehört doch nun wirklich nicht hier her.
4. Du hörst ja sowieso nicht auf mich.
5. Na, das ist ja mal wieder typisch für dich.
6. Ich kann doch nicht alles alleine machen.
7. Also, weißt du, in einer Beziehung wie der unseren sollte man das wirklich offen besprechen.
8. Ich weiß genau, was du jetzt sagen willst.
9. Sag mal, wie sprichst du eigentlich mit mir?
10. Mit dir muss man doch so sprechen. Einen anderen Ton verstehst du doch gar nicht.
11. Ach, das hat doch gar keinen Sinn, mit dir darüber zu reden.
12. Langsam könntest du wirklich wissen, wie man sich unter Eheleuten zu verhalten hat.

13. Nie bist du zu Hause. Das ging doch schon gleich nach der Hochzeit los mit deiner Kneipenhockerei.
14. Ständig machst du mir Vorwürfe!
15. Du bist nun mal launisch. So lange ich dich kenne, bist du das schon.
16. Bei so was muss einem ja der Kragen platzen.
17. Also bitte! Wir wollen doch sachlich bleiben!
18. Von meinem Partner kann ich doch wohl verlangen, dass er ...
19. Das hätte ich mir ja denken können, dass du wieder zu spät kommst. Wie oft soll ich dir eigentlich noch sagen, dass ...
20. Du liebst mich doch sowieso nicht wirklich.
21. Pass doch endlich mal auf, wenn ich dir etwas sage.
22. Du könntest ruhig etwas mehr mithelfen.
23. Du bist und bleibst ein Stoffel!
24. Du hast Recht und ich meine Ruhe!
25. Findest du es eigentlich richtig, abends nicht da zu sein?
26. Schön, dass du auch endlich kommst.

4.2.5 Erlebensebenen eröffnen – Konzept der Multimodalen Mitteilung (MMM)

Über die Erlebensebenen des beobachtbaren Verhaltens und der Gefühlsebene hinaus gibt es bekanntermaßen noch eine ganze Reihe an Modalitäten, die bei den Interventionen systematisch miteinbezogen werden sollten. So kann zum einen ein besserer Zugang zu den beiden Partnern über Ausdrucksformen, die für diese leichter erreichbar sind, gewonnen werden, zum anderen wird deren Auseinandersetzung mit unterrepräsentierten Mitteilungsebenen gefördert. Zum Dritten werden dadurch die Fähigkeiten zur Selbstreflexion und zur differenzierten Partnerwahrnehmung geschult. Viertens kann dieses Vorgehen auch bei geschlechtsspezifischen Unterschieden im Verarbeiten und Ausdruck des Erlebens neue Brücken der Mitteilung zwischen den Partnern bauen. Deshalb sollte beim Intervenieren in Richtung Selbstöffnung, Konkretheit, Rückmelden des ausgelösten Gefühls etc. flexibel auf alle Modalitäten zurückgegriffen werden (vgl. Tabelle 1).

Alle Modalitäten nutzen

Tabelle 1: Für Interventionen nutzbare Mitteilungsebenen

Modalitäten	Interventionsbeispiele (auf gegenwärtiges oder vergangenes Erleben bezogen)
Beobachtbares Verhalten	„Beschreiben Sie, was genau Sie an Ihrem Partner in dieser Situation *beobachten* konnten."
Gefühl/Emotion/Affekt	„Können Sie sagen, wie Sie sich dabei *fühlten*?"
Empfindung/ (Körper-)Sensation	„Sagen Sie, welche *körperlichen* Empfindungen Sie eben an sich wahrnehmen konnten."
Bilder/Imagination	„Wie *sehen* Sie sich selbst in diesen Situationen, welches Bild taucht auf?"
Gedanken/Kognition	„Schildern Sie, was Ihnen dabei durch den Kopf ging (was Sie dabei *dachten*)."
Bewertungen/Attribution	„Sagen Sie Ihrem Partner, wie Sie die Situation (das Gespräch, die Stimmung, seine Reaktion etc.) gerade *einschätzen* (bewerten)."

4.2.6 Interventionsmöglichkeiten zur Anwendung von Gesprächsregeln

Als Gesprächspartner selbst Modell sein

Der Therapeut zeigt in diesem Kontext von Anfang an ein an den o.g. Regeln orientiertes Gesprächsverhalten. Dies bedeutet beispielsweise, dass der Therapeut interessiert nachfragt, körperlich zugewandt ist, alle persönlichen und konstruktiven Äußerungen verstärkt und sich um Ausgewogenheit bemüht.

Rahmen für den „Trialog"

Zu Beginn des Paarberatungsgesprächs muss klargestellt werden, dass der Therapeut immer nur einer Person zuhören kann, dass er aber darauf achten wird, dass die zweite Person genauso zu Wort kommen wird (Trialog):

- „Ich möchte verstehen, wie es Ihnen miteinander geht, und werde deshalb nacheinander mit Ihnen sprechen. Das heißt, dass der jeweils andere zunächst nur zuhört, sich aber sicher sein kann, genauso zu Wort zu kommen."

- „Wahrscheinlich werden Sie vieles sehr unterschiedlich wahrnehmen. Deshalb ist es so wichtig, dass beide Sichtweisen hier Platz haben. Ich werde dafür sorgen, dass dies hier ausgeglichen und fair passiert."

Regelselektives Zusammenfassen und Nachfragen

Wenn dann eine Person mit ihrer Problemschilderung beginnt, wird sie diese meist mit vielen Kommunikationsfehlern, vor allem Vorwürfen (z. B. „Mit meinem Mann ist es nicht auszuhalten, so wie der sich benimmt") oder Verallgemeinerungen (z. B. „In dieser Ehe läuft nichts mehr, mein ganzes Leben ist verpfuscht") gegen den Partner formulieren. Die Aufgabe des Therapeuten ist es nun, diese destruktiven Kommunikationsfehler herauszufiltern, indem der Therapeut das Gesagte „regelselektiv" zusammenfasst und nachfragt.

„Ich höre, Sie sind in letzter Zeit wohl ganz verzweifelt und Sie halten manches kaum noch aus ... *(Patientin nickt)* ... Damit ich nachvollziehen kann, wie Sie den Kontakt mit Ihrem Mann erleben, ist es mir wichtig, dass Sie als Beispiel eine Situation aus der letzten Zeit beschreiben, die Sie persönlich belastet hat."

Aus Gesprächsfehlern Gesprächsregeln ableiten

Hier werden in der Zusammenfassung aus den Vorwürfen Gefühle, die dahinter liegen könnten. Die Verallgemeinerungen werden relativiert, und durch die Nachfrage wird die Sprecherin aufgefordert, anhand eines Beispiels konkreter und differenzierter ihre Beobachtungen zu beschreiben und ihre daraus resultierenden Gefühle zu benennen. Gleichzeitig wird der zuhörende Partner vor den verletzenden Kommunikationsfehlern geschützt. Und der Therapeut gewinnt konkretere Informationen, mit denen er gezielter weiterarbeiten kann. Diese Phase des „Filterns" kann je nach Paar und seiner Problematik unterschiedlich lange dauern. Interventionsbeispiele hierzu finden sich in Kapitel 4.2.6.

Ressourcenselektives Zusammenfassen und Nachfragen

Öfter als es zunächst scheint, verbergen sich in den Äußerungen der Patienten Ressourcen ihrer Partnerschaft. Sie sind nur meist vorwurfsvoll formuliert und müssen erst im Gespräch herausgefiltert werden. Typische Beispiele sind der Wunsch nach geregelter Gemeinsamkeit oder Sorge um die Beziehung, das zusammen Aufgebaute, das Wohl der Kinder.

Beispiel:

Pat.: Ich kann machen, was ich will, nichts ist ihr recht.
Th.: Das heißt, dass Sie sich immer wieder um etwas bemühen. Was genau haben Sie denn in letzter Zeit versucht?

Hier wird auf eine mögliche Ressource, z.B. Bemühen um Unterstützung des Partners, gezielt, das bisherige Scheitern zunächst nicht angesprochen und das Gespräch auf ein konkretes Beispiel gelenkt.

Beispiel:

Pat.: Da habe ich eine spannende Bergtour für uns alle zusammen ausgesucht und sie hat nur gemeckert, in welche Gefahr ich dadurch die Kinder bringe.
Th.: Sie haben sich hier etwas Besonderes einfallen lassen, um einen schönen Familientag zu gestalten *(Patient nickt).* Ihre Frau konnte das nicht so recht schätzen, weil sie sich Sorgen um die Kinder gemacht hat. Verstehe ich das richtig, dass Sie beide am Wohl der ganzen Familie interessiert sind, dabei allerdings öfter mal keine gemeinsame Linie finden?

Aus Vorwürfen Ressourcen ableiten

Mit dieser ressourcenselektiven Intervention werden beide Partner wertgeschätzt und ein Konfliktbeispiel in eine mögliche Gemeinsamkeit umgedeutet. Jedem Partner wird eine gute Absicht unterstellt.

Subjektivierung objektivierter Formulierungen

Belastete Patienten neigen dazu, negative Bewertungen als Tatsachen festzuschreiben. Das sollte nicht versehentlich unterstützt werden.

Beispiel:

Pat.: Mein Mann hat mich nie geliebt.
Th.: *(Statt: „Sie haben also nie die Liebe Ihres Mannes bekommen?" oder noch schlimmer: „Das heißt, Ihr Mann hatte andere Gründe, die Ehe mit Ihnen einzugehen.")* Sie vermissen derzeit so vieles in Ihrer Beziehung, dass es Ihnen vorkommt, als wäre es immer schon so gewesen. Woran würden Sie jetzt merken, dass Ihrem Mann etwas an Ihnen liegt?

Das Absolutsetzen dieser negativen Sicht schadet beiden Patienten, während die Relativierung und Konkretisierung ein wenig Erleichterung schafft und Raum für Veränderungen lässt.

Weitergeben „gefilterter Botschaften“ an den Partner

Patientenäußerungen sind gerade am Anfang der Beratung eher vorwurfsvoll und verallgemeinernd formuliert (z. B. „Dem bin ich doch völlig egal“). Diese sind für den zuhörenden Partner ohnehin schwer anzuhören. Wird er dann auch noch aufgefordert, zum Gehörten Stellung zu beziehen, wird er häufig zu Rechtfertigungen, Beschwichtigungen oder Gegenvorwürfen greifen. Deshalb müssen destruktiv formulierte Aussagen mittels regel- und ressourcenorientierten Filterns erst einmal in persönliche und nachvollziehbare Aussagen aufbereitet werden. Sobald eine solche Aussage vorliegt (z. B.: „Mir fehlt seine Aufmerksamkeit, ich weiß überhaupt nicht mehr, wie er zu mir steht“), kann sie an den zuhörenden Partner weitergegeben werden.

„Sie haben gerade gehört, dass Ihre Frau Ihre Aufmerksamkeit vermisst und nicht einschätzen kann, wie es Ihnen mit ihr geht.“

Bei etwas mehr Übung kann auch eine direkte Weitergabe einer konstruktiven Botschaft versucht werden:

„Sagen Sie doch genau das nochmal Ihrem Mann direkt.“

Eine solche Aufforderung bewirkt in der Regel zunächst einmal einen vorsichtigen Blickkontakt der beiden Partner. Die Verunsicherung, ob man sich nun im Gespräch weiter schützen muss, oder es wagen kann, offener auf den anderen zuzugehen, liegt meist förmlich in der Luft. Wenn sich die Partner darauf einlassen können (z. B. „Ich will ja gar nicht, dass du dir weiter Sorgen machst“), verstärkt der Therapeut diesen ersten konstruktiven direkten Kontakt und bemerkt:

„Vielleicht merken Sie, dass Sie gerade dabei sind, sich ein wenig näher zu kommen.“

Sofortiges Intervenieren

Hier muss der Therapeut sehr aufmerksam sein und notfalls schnell auf Rückfälle in verletzende oder ungünstige Kommunikationsmuster, wie z. B. Rechtfertigungen („Ich bin doch kein unaufmerksamer Egoist!“) reagieren:

„Moment! Ich fasse das nochmal für Sie zusammen.“

Vom Filtern zum Katalysieren

Wenn sich schließlich beide Partner aufgrund der Interventionen ausreichend konkret und offen artikulieren, kann der Therapeut die beiden zum Dialog auffordern.

> „So klar und offen, wie Sie das jetzt mir geschildert haben, könnten Sie das auch Ihrem Mann direkt sagen. Und Sie, Herr K., versuchen nur zuzuhören und zu verstehen, was Ihre Frau sagt. Denken Sie daran: Zuhören bedeutet nicht zustimmen."

Damit ist die Phase des „Katalysierens" oder „Moderierens" eingeleitet. Der Therapeut bringt den Dialog in Gang und hält ihn am Laufen, ohne sich selbst als Gesprächspartner hineinzubegeben. (In der Chemie zeichnet sich ein Katalysator dadurch aus, dass er einen Prozess in Gang bringt und ihn am Laufen hält, ohne sich selbst zu verbrauchen.) Je nach „Kommunikationsstil" des Paares kann der Therapeut nun den Dialog der beiden moderieren und an geeigneten Stellen weitere Hilfen (wie z. B. einfache Erklärungsmodelle = Plausibilitätsmodelle) einfließen lassen oder, wenn der Dialog erneut in Vorwürfe abzugleiten droht, das Gespräch wieder „filternd" über sich laufen lassen. Meist empfiehlt es sich nach einiger Zeit des Filterns und Katalysierens, das Paar auf seinen konstruktiveren Dialog hinzuweisen und die Kommunikationsregeln explizit einzuführen.

Zum Paardialog überleiten

> „Vielleicht haben Sie gemerkt, dass Ihr Gespräch jetzt anders – besser – verläuft. Sie sprechen jetzt schon seit einiger Zeit miteinander und sind noch nicht in Streit geraten. Sie sprechen von dem, was Sie bewegt, und Sie hören sich gegenseitig zu. So ein gelungenes Paargespräch folgt ganz einfachen Sprech- und Zuhörregeln. Ich möchte Sie Ihnen gerne vorstellen, und Sie werden gleich wiedererkennen, was Sie jetzt gerade schon angewandt haben."

Im weiteren Verlauf kann der Therapeut entscheiden, ob das Vorstellen der Regeln reicht oder ob es sinnvoller ist, diese mit dem Paar systematisch einzuüben. Letzteres setzt eine Reihe von besonderen Interventionstechniken (siehe unten sowie auch Kapitel 4.2.8) voraus, die das direkte Gespräch zwischen den Partnern in Gang halten, indem das regelgemäße Sprechen und Zuhören geleitet und verstärkt wird. Thema, Sprecher- und Zuhörerrolle werden für einen kurzen Zeitabschnitt festgelegt.

„Sie hatten beide das Thema *Gegenseitige Aufmerksamkeit und Wertschätzung* aufgegriffen. Sie können sich nun abwechselnd in der Sprecherrolle schildern, wie es Ihnen mit diesem Thema geht, was Sie sich vom Partner wünschen. In der Zuhörerrolle bleiben Sie aufmerksam, indem Sie zusammenfassen und nachfragen. Wer möchte beginnen?“

Zum Kommunikationstraining überleiten

Dabei ist unbedingt auch die Sitzanordnung zu beachten. Die üblichen Sichtachsen Patienten zum Therapeuten werden aufgelöst, die Patienten setzen sich in einer Dialogachse direkt gegenüber.

Im laufenden Gespräch werden nun Regeleinhaltungen kontingent verstärkt, z. B. wenn der Zuhörer eine Aussage des Partners beginnt wiederzugeben, ein aufmunterndes:

„Mmh, Sie fassen zusammen ...“

Bei kleineren Kommunikationsfehlern wird durch kurzes Regelcoachen oder durch Soufflieren von regelgemäßen Satzanfängen ein weiteres konstruktives Gesprächsverhalten gebahnt.

- „Sprechen Sie nur von sich.“
- „Und da merke ich bei mir ...“

Sollten diese begleitenden, aber nicht unterbrechenden Interventionen nicht ausreichen, um die beiden Partner in einem fairen Austausch zu halten, wird das Gespräch kurz unterbrochen:

„Moment bitte.“

Danach werden bisher gelungene Anwendungen von Geprächsregeln bei beiden Partnern positiv hervorgehoben.

„Zu Beginn des Gesprächs konnten Sie ganz bei sich bleiben und Ihrem Partner ein Beispiel schildern.“

Kritisches Gesprächsverhalten (z. B. „Deine Unzufriedenheit hat dir doch deine Freundin eingeredet“) wird nicht wörtlich aufgegriffen, die Patienten also nicht bei Fehlern „ertappt“. Stattdessen werden Alternativen vorgeschlagen.

„Hier ist es ganz wichtig, dass Sie erst wörtlich zusammenfassen, was Sie von Ihrer Frau gehört haben, und anstelle von Vermutungen lieber offene Fragen stellen, z. B: ‚Was genau enttäuscht dich da?'."

Manchmal bedarf es auch noch einer zusätzlichen Erklärung der Intervention:

„Wenn Sie wörtlich zusammenfassen, heißt das nicht, dass Sie zustimmen. Es signalisiert Ihrer Frau allerdings, dass Sie Ihr aufmerksam zuhören. Oft macht man sich viel zu schnell einen eigenen Reim darauf, warum der andere so reagiert. Um Missverständnisse zu vermeiden, ist es viel besser, stattdessen nachzufragen."

Trainerinterventionen

Am Ende eines so geleiteten Paargesprächs gibt der Therapeut eine auf die Regeleinhaltung fokussierte Rückmeldung:

„Ihnen ist es in der Sprecherrolle gelungen, anhand eines konkreten Beispiels zu schildern, was da in Ihnen vorgeht. In der Zuhörerrolle haben Sie mehrmals zusammengefasst und interessierte Fragen gestellt. Vielleicht haben Sie beide gemerkt, dass dadurch mehr Verständnis für sich selbst und für den anderen entsteht."

Wenn der Therapeut merkt, dass einer oder beide Patienten noch nicht bereit sind, sich auf einen längeren regelgemäßen Paardialog einzulassen, kann nach einem kurzen Hinweis wieder zur Methode des Filterns übergegangen werden.

In Tabelle 2 sind noch weitere Filterbeispiele angeführt.

Tabelle 2: Filterbeispiele

Äußerung des Patienten	**Mögliche Intervention des Therapeuten**
(Frau Meier) „Der Mann lässt einen immer nur auflaufen. Erst fragt er scheinheilig, was ich meine, und dann wird doch immer nur gemacht, was der gnädige Herr möchte. So nicht!"	„Bei Ihnen ist eine Grenze erreicht. Sie haben das Gefühl, sich bei Ihrem Mann nicht durchsetzen zu können. Wenn Sie sich an eine konkrete Situation erinnern, worum genau ging es da persönlich?"
„Es ist sowieso alles sinnlos."	„Momentan können Sie sich gar nicht vorstellen, dass sich irgendetwas bessert. Woran könnten Sie es denn merken?"
„Mein Mann hat es mit der Treue noch nie so genau genommen."	„Was steht für Sie im Vordergrund? Fühlen Sie sich verletzt, oder wissen Sie nicht, ob Sie ihm vertrauen können, oder ist es etwas anderes, dass Sie jetzt bewegt?"
„Früher hat er sich nie entschuldigt, und jetzt käme er auf einmal daher und behauptet, es täte ihm leid – das glaubt doch kein Schwein!"	„Aha, Ihr Mann hat Ihnen gesagt, es täte ihm leid – und das können Sie ihm noch gar nicht glauben. Könnte es sein, dass sich gerade etwas verändert, das Sie sich eigentlich wünschen. Und jetzt sind Sie vorsichtig, damit Sie nicht enttäuscht werden?"
„Der hört mir nie zu!"	„Das heißt, Sie vermissen die Aufmerksamkeit Ihres Mannes. Wie könnte sich diese z.B. äußern?"
(Herr Meier) „Sie keift den ganzen Tag, und dann beschwert sie sich auch noch, wenn ich auf Durchzug schalte."	„Heißt das, Sie fühlen sich öfter mal angegriffen und entziehen sich dann lieber?" „Was sind das z.B. für Sätze, die Ihnen wehtun?"
„Egal, was ich tue, es ist immer alles schlecht."	„Also, Sie überlegen, wie Sie Ihre Frau mit etwas Positivem erreichen, aber es kommt in Ihren Augen nicht an. Wann haben Sie es denn das letzte Mal probiert?"
„Kaum bin ich daheim, geht es schon wieder los mit den ganzen Forderungen."	„Was wäre Ihnen denn am liebsten, wenn Sie die Haustür aufmachen?" „Ab wann könnten Sie denn auf Ihre Frau eingehen?"
„Was ich alles mache und tue, zählt einen feuchten Kehricht. Das hält doch keiner aus. Ich mag nicht mehr."	„Sie würden auch gerne öfter mal ein Lob oder eine Bestätigung hören, wo fehlt Ihnen das am meisten?"
„Was ist denn das für ein Symptom, wenn einem die eigene Ehefrau dauernd das Handy kontrolliert? Früher hat sie wenigstens bloß in meinen Jackentaschen rumgestöbert."	„Was geht Ihnen durch den Kopf, wenn Sie das bemerken?"
„So schlimm wäre alles gar nicht. Die ist bloß aufgehetzt von ihrer Mutter. Der war ich nie gut genug."	„Geht es Ihnen darum, dass Ihre Frau sich deutlich auf Ihre Seite stellt, oder dass Ihre Schwiegermutter in Ihre Auseinandersetzung nicht einbezogen wird?"

Zusammenfassung Methoden Filtern und Katalysieren

Zusammenfassend seien im folgenden Kasten die wesentlichen Methoden dieser therapeutischen Gesprächsführung aufgeführt:

Filtern des Sprecher- und Zuhörerverhaltens und Katalysieren

Als Gesprächspartner selbst Modell sein:

- Klaren Rahmen für den „Trialog" schaffen.
- Den jeweils zuhörenden Partner entlasten.
- Regelselektives Zusammenfassen und Nachfragen.
- Ressourcenselektives Zusammenfassen und Nachfragen.
- Subjektivierung objektivierter Formulierungen.
- Weitergeben „gefilterter Botschaften" an den Partner.

Speziell z.B. durch:

- „Entschärfen" von Vorwürfen, durch Unterbrechung, Umformulieren oder Löschen.
- Gefühle und Wünsche erfragen und anbieten.
- Weitere Erlebensebenen eröffnen.
- Trennen von Situationen und Gefühlen.
- Nachfragen nach konkretem Erleben.
- Ressourcen betonen.
- Verstärken von Regeln.
- Einbinden von Interaktionsmodellen (Plausibilitätsmodelle).

Katalysieren durch:

- Auffordern zum direkten Dialog zwischen den Partnern.
- Einführen von Gesprächsregeln.

4.2.7 Vorteile dieses Vorgehens

Die Partner fühlen sich durch diese Art der Gesprächsführung in ihren Anliegen besser verstanden. Gleichzeitig werden sie vor Angriffen des anderen geschützt. Sie finden leichter Zugang zu ihren Gefühlen und anderen Erlebensebenen sowie ihren Wünschen, indem sie lernen, differenzierter wahrzunehmen und strukturierter zu denken. Die Partner bekommen mehr Einsicht in ihre Probleme und dadurch konkretere Vorstellungen von Lösungsmöglichkeiten.

Negative Attributionen auflösen

Gegenseitige negative Attributionen werden aufgelöst, im Sinne von: Schuld ist nicht immer nur der bzw. die andere, sondern oft auch wechselseitig ungünstiges Gesprächsverhalten. Häufig sind es daraus resultierende Missverständnisse und nicht die „Bösartigkeit" des oder der anderen. Insgesamt bekommen die Partner neuen Antrieb, in die Beziehung zu investieren.

4.2.8 Basisinterventionen für den angeleiteten Paardialog

Nach Einführung und ausführlicher Erläuterung der Sprecher- und Zuhörerfertigkeiten begleitet der Therapeut die Paargesprächsphasen, in denen die Partner direkt miteinander sprechen, moderierend (katalysierend). Er wechselt somit in die Rolle des Paarkommunikationstrainers.

Dabei ist vor allem zu beachten, dass der Therapeut, nun als Trainer, hier nicht inhaltlich mit dem Paar arbeitet, sondern nur die Einhaltung und optimale Anwendung der (formalen) Regeln unterstützt. Dies kommt auch durch eine veränderte Sitzordnung zum Ausdruck, in der sich die beiden Partner direkt gegenübersetzen und somit sich und nicht den Trainer anblicken. Der Trainer platziert seinen Stuhl in einem gewissen Abstand mittig zwischen den beiden Partnern, mit einem Abstand von ca. einem Meter zu deren Sichtachse. Damit kann sich das Paar auf sein Gespräch konzentrieren, und es wird deutlich, dass der Trainer in dieser Phase kein Gesprächspartner, sondern Impulsgeber für eine gelungene Regelanwendung ist. Diese neue Rolle inklusive Sitzordnung muss dem Paar vor Beginn kurz erklärt werden.

Neue Rolle, neue Sitzordnung

Im Folgenden stellen wir die hierfür nötigen Basisinterventionen vor, die in unseren Ausbildungen (vgl. Kapitel 5.2) intensiv eingeübt werden.

Kontingente Verstärkung

Durch kurze verbale Einwürfe („ja", „mhm") und nonverbale Gesten (Nicken) gibt der Trainer für die gesamte Gesprächsdauer unmittelbare Rückmeldung für den gelungenen Einsatz der Gesprächsfertigkeiten (bei Sprecher und Zuhörer), ohne den Gesprächsverlauf zu stören (kontingent = in unmittelbarem zeitlichem Zusammenhang). Das heißt, nicht der Inhalt wird verstärkt, sondern die Regelanwendung. Sobald z. B. ein Partner beginnt, zusammenzufassen („Du sagst also ..."), erfolgt die Verstärkung und nicht erst am Ende, denn dies wirkt wie eine inhaltliche Zustimmung. Durch das kontingente Verstärken fühlen sich die Partner sicherer und in der Regelanwendung bestärkt. Würde diese Intervention bei einem gut laufenden Gespräch gar nicht erfolgen, könnte rasch Verunsicherung eintreten und der passive Trainer als Störfaktor erlebt werden.

Verstärken der Regelanwendung

Regelhinweise

Während des gesamten Gespräches, und zwar an Stellen, an denen Kommunikationsfehler geäußert werden oder Stockungen eintreten, können kurze Regelhinweise gegeben werden, das heißt, der Trainer bietet dem Partner mit leiser Stimme Hinweise auf in diesem Moment förderliche Gesprächsregeln:

Direkte Regelhinweise

- Auf fördernde Reaktionen hinweisen (z. B. „Fassen Sie bitte zusammen", „Schauen Sie Ihren Partner an", „Fragen Sie, wie er sich dabei gefühlt hat").
- Kurze Direktiven geben (z. B. „Zusammenfassen", „Bei sich bleiben", „Konkretes Beispiel", „Gefühl benennen").
- Gesten, mit denen der Trainer auf Blickkontakt und Körperhaltung hinweist, den Sprecher auffordert, nicht zum Trainer, sondern zum Partner zu sprechen, oder ihn unterbricht, um dem Zuhörer Gelegenheit zu geben, zusammenzufassen.
- Auf einen Wechsel der Sprecher-/Zuhörerrolle hinweisen.

Soufflieren

Kurze Formulierungshilfen

Wenn die Gesprächspartner Schwierigkeiten haben, die vorgeschlagenen Gesprächsregeln für sich umzusetzen, oder wenn wiederholtes gleichartiges Hinweisen auf Regeln in der Gefahr steht, bestrafend zu wirken, kann der Trainer dem Partner – ohne das Gespräch zu unterbrechen – mit leiser Stimme Formulierungen anbieten:

- Anstelle der Anweisung „Ich-Gebrauch" nur leise ins Gespräch hinein „Ich ..." sagen.
- Geeignete Satzanfänge oder -fortsetzungen (z. B. „Ich fühle mich ...", „und dabei geht es mir ..." „Ich erinnere mich an folgende Situation ...").
  Direkte Gefühlsäußerungen anbieten (z. B. „Ich bin verletzt oder ich bin verärgert oder ... was für Sie passt"). In diesem Fall ist es günstig, mehrere verschiedene Alternativen vorzuschlagen, um deutlich zu machen, dass es nicht um eine inhaltliche Stellungnahme, sondern nur um eine Unterstützung bei der Regelumsetzung geht.

Schnitt

Gespräch anhalten

Wenn Regelhinweise oder Soufflieren als Eingriff nicht ausreichen, oder wenn der Trainer Gelegenheit zu einem gezielten Hinweis auf die Übungsanleitung haben will, kann er das Gespräch an dieser Stelle anhalten und

- das Paar für eingesetzte Fertigkeiten verstärken, konstruktive Momente im Gesprächsverlauf (durch Regelanwendung) verdeutlichen,
- Instruktion für das weitere Vorgehen geben (z. B. „Bitte teilen Sie Ihrem Partner jetzt Ihre konkreten Wünsche mit"),
- eventuell Alternativen bzw. den Wiedereinstieg ins Gespräch modellhaft vorspielen (vgl. Soufflieren),
- loben, sobald die Anregung umgesetzt wird.

Es sollte nicht zu häufig unterbrochen und neu begonnen werden, da dies ermüdend oder bestrafend für die Partner wirkt. Vorrangig sollten die ersten drei Interventionstechniken eingesetzt werden.

Rückmeldung zum Gesprächsverhalten

Regelfeedback

Am Ende jedes Paargesprächs, oder bei signifikanten Gesprächsabschnitten, gibt der Trainer den beiden Partnern eine kurze, aber detaillierte Rückmeldung:

- Er macht sie aufmerksam auf die gelungene Einhaltung der Regeln und verstärkt sie dafür.
- Mängel werden als Verbesserungsvorschläge formuliert (z. B. „Eine weitere Hilfe für das Gespräch ist es, wenn Sie nachfragen ... Damit können Sie sich noch mehr Klarheit über die Bedürfnisse Ihres Partners verschaffen").
- Ein kurzer Ausblick auf den weiteren Ablauf des Gesprächs im Sinne der Übungsanweisung kann hilfreich sein (z. B. „Nach einiger Zeit sollten Sie dann auch an einen Sprecherwechsel denken", „Wenn Sie als Sprecherin Ihre Gefühle geäußert haben, können Sie in einem weiteren Schritt Ihren Wunsch an Ihren Partner formulieren").

4.2.9 Arbeiten mit dem inneren Dialog

Bislang sind Interventionen für den angeleiteten Paardialog beschrieben. Es lohnt sich meist, auch Hilfen für den sogenannten inneren Dialog in der Beratung zu nutzen.

Diffuses Erleben klären

Unangenehme Gefühle, wie sie bei belasteten Partnern ausgeprägter vorkommen, werden nur selten direkt und noch seltener in konstruktiver Weise geäußert. Dies, weil einerseits oft nur diffus bewusst ist, was genau man ansprechen möchte, und andererseits die Fertigkeiten eines offenen und fairen Ansprechens nicht oder nur unzureichend gelernt wurden. Auf diese Weise kommen konflikthafte Gefühle eher indirekt und für den Partner missverständlich, wenn nicht gar wiederum verletzend zum Ausdruck. Dies geschieht verbal und nonverbal.

Hilfen zur Selbstreflexion

Zur Vorbereitung von themenzentrierten Paargesprächen und zur Steuerung des inneren Dialogs können deshalb geeignete Selbstreflexionsübungen vorgeschaltet werden, wie sie in Kapitel 4.4 beschrieben sind. Erleben und Verhalten in diesem Konfliktfall sollen dadurch in vielschichtiger Weise bewusster werden. In einem so vorbereiteten Gespräch wird die Wahrnehmung auch indirekter Signale auf Seiten des Partners verbessert und eine realistischere Einschätzung seiner Befindlichkeit erzielt.

Wichtig ist es, sich vor dem Gespräch klar zu werden, wie man sich und seinen Partner in einem bestimmten Konfliktfall erlebt. Dazu kann es hilfreich sein, Vorüberlegungen schriftlich festzuhalten. Dabei gilt, dass die Art und Weise, wie man in Gedanken einen Konflikt formuliert, entsprechende Auswirkungen auf das Gesprächsverhalten hat. Spezielle Reflexionsblätter helfen, auch bei den Vorüberlegungen fair, im Sinne der Kommunikationsregeln, mit sich und seinem Gegenüber umzugehen, damit man einen möglichst konstruktiven Einstieg in ein Konfliktgespräch findet.

4.3 Ziele und Verlauf der Paartherapieeinheiten

Die neun Einheiten bestehen aus vier Doppel- und einer Einzelstunde zu je 100 bzw. 50 Minuten. Zwei Einheiten davon können bei stark belasteten Paaren ersetzt werden durch eine optionale Doppelstunde „Notfallstrategien“.

4.3.1 Nutzung der probatorischen Sitzungen

Frühe Einbeziehung des Partners

Nach der Prüfung der Indikation (vgl. Kapitel 3.3), dem Einholen des Einverständnisses des Patienten sowie der Vereinbarung der Offenheitsregel (vgl. Kapitel 4.1.1) empfehlen wir in Übereinstimmung mit Kröger (2010), bereits während der probatorischen Sitzungen den Partner zumindest einmal hinzuzuziehen.

> Im Rahmen einer Individualtherapie ist laut den Psychotherapievereinbarungen § 11 Abs. 9 der Einbezug von Angehörigen im Verhältnis von einer gemeinsamen Sitzung zu vier Einzelsitzungen möglich. Im Bericht an den Gutachter sollten anhand der Diagnostik, der Bedingungs- und Zielanalyse der Einbezug sowie die paarorientierten Interventionen schlüssig begründet und eine höhere Sitzungszahl beantragt werden. Partner bzw. Angehörige müssen daher möglichst frühzeitig in den probatorischen Sitzungen nach Einwilligung des Patienten hinzugezogen werden. (Kröger, 2010, S. 6)

In den ersten Sitzungen sollten Informationen und Absprachen erfolgen über:
- Symptomatik des Patienten (im Sinne der Psychoedukation),
- Bedeutung der Partnerschaft und der Kommunikationsqualität für den Therapieerfolg,
- Vorteile des Einbezugs des Partners,
- Inhalte und Vorgehensweisen der Paarsitzungen,
- Klärung des Trialogs (Offenheitsvereinbarung auch mit dem Partner),
- beiderseitige Motivation klären,
- Verbindlichkeit der partnerschaftlichen Teilnahme (auch für Antrag) an allen Einheiten,
- Planung des weiteren Vorgehens.

Des Weiteren sollte sich der Therapeut einen ersten Eindruck über Probleme und Ressourcen der Paarbeziehung bilden, die Partnerschaftsfragebögen (vgl. Kapitel 3) kurz einführen und zum Ausfüllen mit nach Hause geben.

Schon in dieser Phase sollte die in Kapitel 4.2 vorgestellte therapeutische Gesprächsführung mit regel- und ressourcensensitiven Formulierungen (Filter-

Katalysator-Modell) zum Einsatz kommen – ebenso auch bei Bedarf in den nachfolgenden Einheiten (z. B. falls zu Beginn der Paarsitzungen die Möglichkeit zum direkten Paargespräch bei einem oder beiden Partnern noch nicht gegeben ist).

Hier – oder in den nachfolgenden Einheiten – kann den Partnern auch geeignetes Begleitmaterial ausgehändigt bzw. können die entsprechenden Bezugsquellen genannt werden (vgl. Kapitel 5.2).

4.3.2 Kurzbeschreibung der Einheiten

Im Folgenden werden die neun Trainingseinheiten kurz beschrieben, bevor sie im Kapitel 4.4 detailliert vorgestellt werden. Abbildung 4 veranschaulicht den Aufbau der Trainingseinheiten.

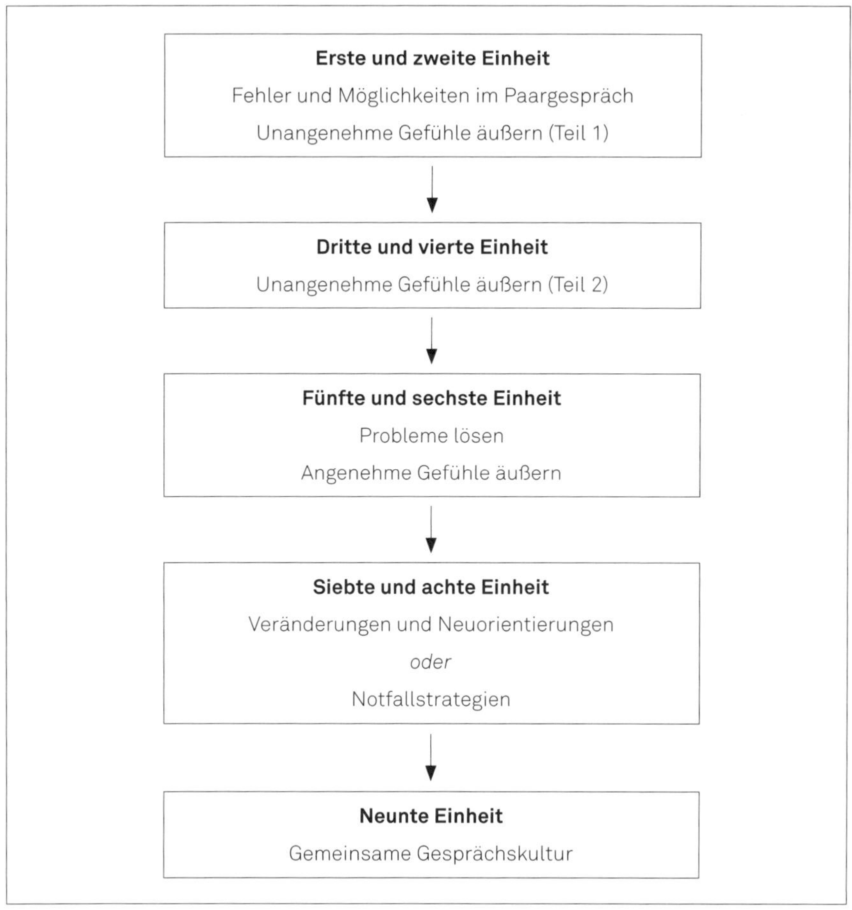

Abbildung 4: Aufbau der neun Trainingseinheiten

Einheiten 1 und 2: Fehler und Möglichkeiten der Paarkommunikation sowie unangenehme Gefühle äußern (Teil 1)

Einführung Gesprächsregeln/Übung in Rollenspielen

Fehler und Möglichkeiten der Paarkommunikation. Mithilfe von kurzen Informationseinheiten, Videodemonstrationen und Rollenspielen sollen die Partner sensibilisiert werden, typische Kommunikationsfehler, wie z. B. Unterstellungen, Ausweichen, negatives Gedankenlesen, zu erkennen und Einsicht in die negativen Konsequenzen solcher Fehler zu erlangen. Daraus werden elementare Gesprächsregeln für eine gelungene Verständigung im Paardialog erarbeitet und in einer zunächst noch sehr einfachen Gesprächsübung vom Paar praktisch angewandt. Die Wechselseitigkeit sowohl destruktiver als auch konstruktiver Paarkommunikation und ihrer unmittelbaren Auswirkungen auf das Erleben der Beziehung wird ebenfalls thematisiert.

Unangenehme Gefühle äußern (Teil 1). Unangenehme Gefühle dem Partner gegenüber werden selten direkt und noch seltener in konstruktiver Weise geäußert. Dies, weil einerseits oft nur diffus bewusst ist, was stört, und andererseits die Fertigkeiten eines offenen und fairen Ansprechens nicht oder nur unzureichend gelernt wurden. Auf diese Weise kommen konflikthafte Gefühle eher indirekt und für den Partner missverständlich, wenn nicht gar verletzend zum Ausdruck. Dies geschieht verbal und nonverbal. Zunächst haben die Paare in zwei Rollenspielen Gelegenheit, mithilfe der besprochenen Kommunikationsregeln konstruktive Konfliktgespräche zu führen.

Einheiten 3 und 4: Unangenehme Gefühle äußern (Teil 2)

Klärung eines Konfliktthemas

Unangenehme Gefühle äußern (Teil 2). Erst nach den Lernerfahrungen in den Rollenspielen der letzten Einheit und einer nun vorbereitenden Reflexionsübung besprechen die Partner ein eigenes Konfliktthema (z. B. aus der Problemliste) in einem ausführlichen Gespräch und klären dabei ihre Gefühle und Bedürfnisse. Erleben und Verhalten in diesem Konfliktfall sollen dadurch in vielschichtiger Weise bewusster werden. Im Austausch darüber wird die Wahrnehmung auch indirekter Signale auf Seiten des Partners verbessert und so eine realistischere Einschätzung seiner Befindlichkeit erzielt. Dieses Gespräch dient auch der Vorbereitung einer ausführlichen Problemlöseübung in der darauffolgenden Sitzung, bei der das gewählte Thema weiter in Richtung Lösung oder Erleichterung bearbeitet wird.

Einheiten 5 und 6: Probleme lösen und angenehme Gefühle äußern

Probleme lösen. Üblicherweise wird beim Versuch, ein Problem zu lösen, die „Schuld“ des Partners und was er verändern sollte, schneller und deutlicher gesehen als die eigenen Anteile und Möglichkeiten. Die eigentlichen Bedürfnisse sind z. T. nicht klar. Das Gespräch ist oft mehr auf die Vergangenheit als auf die Zukunft gerichtet. Und selbst wenn Lösungsvorschläge geäußert werden und über diese sogar Einigkeit erzielt wird, fällt oft deren Konkretisierung und Umsetzung unter den Tisch. Das Paar soll erfahren, dass es auch anders geht.

Schritte zur Problemlösung

In einem Kurzvortrag und einer ausführlichen Übungsanleitung wird den Partnern ein allgemeiner konstruktiver Problemlöseprozess mit mehreren Einzelschritten vorgestellt. Anhand eines diesen Prozess skizzierenden Schemas versucht das Paar, durch Reflexionsübungen vorbereitet und mithilfe der gelernten Kommunikationsfertigkeiten, das in der letzten Einheit bereits behandelte Problem zu lösen oder zumindest zu lindern. In einem weiteren Schritt werden nun in dieser Einheit, in einer Art Brainstorming – mithilfe eines weiteren Reflexionsblattes – auf die Zukunft bezogene Lösungsmöglichkeiten gesammelt, wobei die eigenen Möglichkeiten zur Verhaltensänderung im Vordergrund stehen (was kann, was will ich ändern?). Im anschließenden gemeinsamen Gespräch werden alle eingebrachten Vorschläge fair diskutiert, für beide Partner akzeptable Möglichkeiten ausgewählt und in möglichst konkrete Vereinbarungen umgesetzt.

Angenehme Gefühle äußern. Nach den letzten klärenden, aber anstrengenden Gesprächen, in denen die Partner vorwiegend Unangenehmes in ihrer Beziehung thematisiert haben, soll das Augenmerk nun auf die angenehmen Seiten des Partners gerichtet werden – und auf die eigenen Möglichkeiten gegenseitiger Anregung und Verwöhnung. Kleine Aufmerksamkeiten sind wenig aufwendige, dafür aber umso wichtigere Möglichkeiten der gegenseitigen Belohnung. Was am Partner gefällt, kann schnell zur Gewohnheit werden oder wird durch Konflikte verdeckt und dadurch nicht mehr so leicht bemerkt und schon gar nicht mehr ausgesprochen.

Positive Reziprozität ankurbeln

Die Partner sollen zunächst mittels einer Reflexionsübung überlegen, was ihnen alles an ihrem Partner gefällt (Verhaltensweisen, Eigenheiten, positive Erlebnisse mit ihm etc.) und anschließend darüber ins Gespräch kommen – möglichst konkret und möglichst auf das eigene Erleben bezogen. So eingestimmt sammeln die Partner als Hausaufgabe ihre Einfälle zu den Themen „Was will ich dir Gutes tun?" und „Was wünsche ich mir von dir?" und setzen ihr Gespräch über diese Themen fort.

Einheiten 7 und 8 – Option 1: Veränderungen und Neuorientierungen

Für die Einheiten 7 und 8 sind zwei Optionen vorgesehen: (1) Paare, die selten in eine negative Eskalation geraten, können ein ihnen wichtiges Beziehungsthema im Rahmen der Doppelstunde „Veränderungen und Neuorientierungen" reflektieren und besprechen, wohingegen (2) Streitpaare, die sich häufiger verletzen, an dieser Stelle besser die Themen Notfallerleben und Notfallstrategien bearbeiten (vgl. Kapitel 4.4.4). Bei Ausschöpfung des vollen 60-Stundenkontingents oder auch als IGeL-Leistung empfehlen wir, auch mit Paaren, die bereits die Doppeleinheit Notfallstrategien durchlaufen haben, diese Sitzung durchzuführen:

Weiterentwicklung der Partnerschaft

Durch unterschiedlichste Lebensereignisse und in Wechselwirkung dazu durch psychische Entwicklungen, die bei beiden Partnern auch unterschiedlich verlaufen können, sind Partnerschaften ständigen Veränderungen unterworfen. Je nach Lebensabschnitt können sich völlig neue Themen als zentral für die Beziehung herausstellen. Diese Veränderungen halten Partnerschaften lebendig, bergen aber auch die Gefahr in sich, dass notwendige Anpassungsleistungen unterbleiben oder zu spät in Angriff genommen werden. Veränderungen sind dann besonders schwer zu thematisieren, wenn sie sich über einen langen Zeitraum ergeben haben, dann oft nur langsam bewusst werden und möglicherweise mit Enttäuschungen ursprünglicher Erwartungen – z. B. auch an Tabuthemen wie die Sexualität – einhergehen.

Im bisherigen Vorgehen wurde das Paar von Anfang an für wichtige Beziehungsthemen sensibilisiert, und manch eine Veränderung der Partnerschaft konnte gegebenenfalls schon in den bisherigen Paargesprächen aufgegriffen werden. Durch die in der Regel positiven Erfahrungen der vorangegangenen Einheiten wird das Paar ermutigt, ganz bewusst über Veränderungen nachzudenken und sich mit diesen im Gespräch auseinanderzusetzen. Durch die strukturierte Reflexion und die bereits leichter anwendbaren Gesprächsfertigkeiten können auch komplexe und schwierige Themen angegangen werden. Der Mut zum „Hinschauen" wächst. Auf der Basis einer gemeinsamen Bilanz (nicht etwa einer Abrechnung) für einen ausgewählten Bereich innerhalb der Beziehung sollen alte oder neue Ziele konkret formuliert werden. Die Themen der Veränderung und Neuorientierung in einer Beziehung können dabei so vielfältig sein, dass im Kurs keine Vorgaben gemacht werden und von Seiten des Trainers Beispiele für erfahrungsgemäß wichtige Themen (z. B. Sexualität, Berufstätigkeit und Familie) gemacht werden.

Einheiten 7 und 8 – Option 2: Notfallstrategien

Für Paare, die häufiger in einen destruktiven Streit geraten, empfiehlt sich, diese Doppelstunde dem Thema Notfallstrategien zu widmen: Nach hoffentlich guten Erfahrungen mit Konfliktgesprächen, strukturiertem Problemlösen und dem Austausch über die angenehmen Seiten des Partners und der Beziehung in den vorangegangenen Einheiten wird bei diesen Paaren nun ganz bewusst der Blick auf sehr belastende Situationen gelenkt.

Eskalationen stoppen

Als Vorbereitung auf besonders schwierige konflikthafte Auseinandersetzungen tauschen sich die Partner in dieser Einheit über ihr individuelles Erleben und Verhalten in sogenannten „Notfallsituationen" aus. Damit sind Stresssituationen in der dyadischen Interaktion gemeint, in denen aufgrund hoher emotionaler Belastung einem oder beiden Partnern ein sozial kompetentes Handeln nicht mehr möglich ist – sei es, dass eine destruktive Eskalation, ein feindseliges Schweigen oder ein hilfloses Aneinander-vorbei-Reden nicht mehr durchbrochen werden können.

Um einen konstruktiven Gesprächsfaden wieder aufnehmen zu können, ist es notwendig, mehr über die eigene Befindlichkeit und die des Partners in solch schwierigen Momenten zu erfahren. Wenn es beiden gelingt, aus dieser geschützten Gesprächssituation heraus das innere Terrain von Verletzung und Kränkung zu antizipieren, kann im Gespräch Verständnis über das bislang unverständliche und meist negativ attribuierte Verhalten des Partners wachsen. Wenn beide Partner wissen, was im anderen im „Notfall" vorgeht, kann auch das eigene Verhalten leichter darauf abgestimmt werden, um zumindest kein Öl ins Feuer zu gießen bzw. eine Rückkehr zur fairen Konfliktklärung anzubahnen.

Einheit 9: Gemeinsame Gesprächskultur

Sich intensiv klärend, aber auch wohltuend über wichtige Themen der Beziehung auszutauschen und dabei den schützenden und unterstützenden Rahmen der Gesprächsregeln zu nutzen – diese Erfahrung sollten die Partner in den vorangegangenen Sitzungen bereits gemacht haben. Die häusliche Umsetzung des Gelernten stößt jedoch leicht an Grenzen, wenn Paare sich nicht auch die Rahmenbedingungen für geglückte Gespräche in ihrem oft von vielen Aufgaben und Routinen beherrschten Alltag schaffen.

Lerntransfer in den Alltag

Diese Einheit soll den Schwung der in der Regel erleichternden und positiven Erfahrungen aus den vorangegangenen Einheiten nutzen und dabei in Anbetracht der ersten, vielleicht noch nicht vollständig geglückten Transferversuche Paare zur Etablierung einer individuellen Gesprächskultur anregen. Es soll in der letzten Einheit „Gemeinsame Gesprächskultur" verdeutlicht werden, dass die Übungszeit niemals ausreicht, alle für die eigene Partnerschaft wichtigen Themen zu Ende zu besprechen. Und selbst wenn dem so wäre: Partnerschaften sind nichts Statisches, nichts Unveränderbares. Im Gegenteil: Lebendige Partnerschaften brauchen die Veränderung. Dementsprechend verändern sich auch die vordringlichen Themen und Probleme einer Beziehung. Das allerdings bedeutet, dass faire offene Gespräche über alle die Beziehung betreffenden Inhalte eine „beziehungslange" Aufgabe für beide Partner sind. Das heißt, dass die Paargespräche in den Therapiesitzungen, so intensiv und erlebnisreich sie auch ablaufen, nur ein Anstoß zum Einüben der Regeln und eine gute Möglichkeit für das Sammeln erster positiver Erfahrungen darstellen. Die nächste Aufgabe der beiden Partner besteht darin, die Gesprächsregeln, die sie als wirkungsvoll und positiv erlebt haben, auch bei sich zu Hause anzuwenden, ihnen eine Chance gegenüber den altgewohnten Kommunikationsfehlern einzuräumen und zumindest bei wichtigen Themen auch wirklich anzuwenden.

Hierzu gilt es, einen für beide Partner günstigen Rahmen außerhalb der Therapie zu schaffen. Nach einigen allgemeingültigen Anregungen durch den Therapeuten erhalten die Paare innerhalb dieser Einheit Gelegenheit – wiederum nach vorangegangener Selbstreflexion –, konkrete Voraussetzungen für ihre individuelle Gesprächskultur in einem ausführlichen Dialog zu formulieren. Dabei werden z. B. Inhalt, Dauer und Ort von Gesprächen diskutiert, ebenso wie gesprächserleichterndes oder -erschwerendes Verhalten der Partner.

Zusätzliche Möglichkeiten bei weiteren Paarthemen

Entwicklung spezieller Reflexionsbögen

Die oben genannten Einheiten umfassen unseres Erachtens die häufigsten vorrangigen Paarthemen. Dennoch gibt es auch Paare, deren zentrale Themen sich damit nur teilweise behandeln lassen. Für diese Paare kann der Therapeut unter Zuhilfenahme der geschilderten Methodik spezielle Reflexionsbögen entwickeln, mit deren Hilfe das Paar an das gewünschte Thema und das lösungsorientierte Gespräch darüber herangeführt wird.

Als Beispiel für ein Thema, das nicht so ganz in die bisher genannten Einheiten passt, stellen wir in Kapitel 4.4.7 Arbeits- und Reflexionsblätter für das eigene Stresserleben vor. Auch wenn kein Paarkonflikt vorliegt, kann ein gut geführtes Paargespräch nach ausführlicher Selbstreflexion beiden Partnern sehr gut weiterhelfen. Dieses oder andere vom Therapeuten für das Paar formulierte Themen können anstelle der Einheit 9 oder zusätzlich durchgeführt werden.

4.4 Detaillierter Ablauf der Paartherapie-einheiten

4.4.1 Einheiten 1 und 2: Fehler und Möglichkeiten der Paarkommunikation sowie unangenehme Gefühle äußern (Teil 1)

Übersicht (Gesamtdauer: 100 Minuten)

1. Einsammeln der Fragebögen (5 Minuten)
2. Besprechen zwischenzeitlicher Erfahrungen (5 Minuten)
3. Information: Bedeutung der Paarkommunikation für die Beziehungsqualität und speziell auch für die Entstehung und den Verlauf von Symptomen (10 Minuten)
4. Fehler- und Regelsammlung mit dem Paar über Arbeitsblätter und ggf. geeignet erscheinende Szenen aus den DVDs (15 Minuten)
5. Besprechen der Sprecher- und Zuhörer-Regeln (5 Minuten)
6. Kurze Vorstellung des Trainings (Ablauf, Themen, Zeiten) vor allem mit der neuen, besonderen Trainerrolle (5 Minuten)
7. Erste Gesprächsübung anhand eines positiven/neutralen Themas (Beispiel) (20 Minuten)
8. Information: Ansprechen von unangenehmen Gefühlen (5 Minuten)
9. Zweite Gesprächsübung anhand eines vorgegebenen Konfliktthemas (20 Minuten)
10. Hausaufgabe vorstellen und erklären (10 Minuten)

(1) Einsammeln der Fragebögen. Die vorab in Bezug auf die Partnerschaft ausgefüllten Fragebögen PFP und PL werden eingesammelt. Ebenso gegebenenfalls weitere ausgefüllte störungsspezifische Instrumente.

(2) Besprechen zwischenzeitlicher Erfahrungen. Die in der Zwischenzeit gesammelten Erfahrungen werden besprochen werden, auch die Erfahrungen mit dem gegebenenfalls ausgehändigten Begleitmaterial. Weiterhin wird ein kurzer Ausblick auf diese und die kommende Sitzung gegeben.

(3) Information: Bedeutung der Paarkommunikation für die Beziehungsqualität und speziell auch für die Entstehung und den Verlauf von Symptomen. Der Therapeut gibt Informationen zur Bedeutung der Paarkommunikation für die Beziehungsqualität und hebt insbesondere deren Bedeutung für die Entstehung und den Verlauf von Symptomen hervor, z. B. folgendermaßen:

Einheiten 1 bis 2: Einführung

„In allen Untersuchungen kommt immer wieder deutlich zum Ausdruck, *dass der Art und Weise, wie Partner miteinander umgehen, wie sie miteinander wichtige Dinge besprechen, wie sie gemeinsam Probleme angehen, bei der Beziehungszufriedenheit die größte Bedeutung zukommt.* Anders ausgedrückt sind für den Verlauf einer Partnerschaft nicht nur die äußeren Schwierigkeiten und Probleme, die auftreten, entscheidend, sondern vielmehr noch die Art und Weise, wie die Partner damit umgehen können. Entscheidend ist immer wieder die Frage, ob gegenseitige Liebe und Respekt auch noch in konflikthaften Situationen spürbar werden. Und die Zufriedenheit mit der Beziehung hat wiederum Einfluss auf die Entstehung und den Verlauf von vielen psychischen, aber auch körperlichen Symptomen.

In den wissenschaftlichen Studien über Ehezufriedenheit zeigen sich deutliche Unterschiede zwischen glücklichen und unglücklichen Paaren in der Art und Weise, wie sie miteinander sprechen. So sprechen Paare, die auf lange Sicht zufrieden bleiben, z. B. häufiger über ihre eigenen Gefühle, Bedürfnisse etc., sind dabei ihrem Partner freundlich zugewandt, akzeptieren auch die Meinungen des anderen, ohne unbedingt immer damit einverstanden zu sein. Während Paare, die mit der Zeit immer unzufriedener werden, schon frühzeitig ungünstig miteinander sprechen, also z. B. ihre Partner häufiger kritisieren, seltener zustimmen, ja, sie richtig abwerten.

Einen Unterschied gibt es auch beim Streit. Die Psychologen nennen das *„negative Eskalation“*: Bei der negativen Eskalation versuchen beide Partner, den anderen zum Nachgeben zu zwingen. Sie setzen dazu nur noch „bestrafende“ Methoden ein, wie Anschreien, Beleidigen und Vorwürfe machen. Zufriedene Paare können solche Eskalationen nach relativ kurzer Zeit abbrechen und sich gegenseitig wieder verzeihen. Unzufriedene Paare dagegen kommen nicht mehr aus diesem Teufelskreis der gegenseitigen Verletzungen heraus. Gar nicht selten münden diese Eskalationen sogar in Handgreiflichkeiten. Die größte Gefahr dabei ist, dass beide Partner sich an diese negative Art der Auseinandersetzung gewöhnen und es dadurch immer häufiger zu Streit kommt.

Bei *unzufriedenen Paaren* ist auch oft zu beobachten, *dass die Auseinandersetzung mit Problemen oder Konflikten vermieden wird.* Man weicht aus oder blockt ab. Probleme werden überhaupt nicht angesprochen und folglich auch nicht gelöst. Die Spannungen in der Partnerschaft aber wachsen dabei beständig an. Zufriedene Paare legen ein solch destruktives Verhalten nicht an den Tag und schaffen es durch ihren respektvolleren, gegenseitigen Austausch auch eher, Schwächen des Partners zu akzeptieren.

Eine entscheidende Ursache für das Scheitern einer Paarbeziehung liegt also häufig in einer mangelhaften Kommunikations- und Problemlösefertigkeit der Partner. Vielleicht haben Sie schon mal die Erfahrung gemacht, dass Sie bei bestimmten Reizworten oder Konfliktthemen häufig mit Ihrem Partner in so heftigen Streit geraten, dass eine faire Konfliktlösung nicht mehr möglich ist. Auf Dauer gesehen kann sich dadurch das Beziehungsklima immer mehr verschlechtern und damit häufig auch diverse Symptome. Um dem vorzugbeugen, geht es heute darum, sich mögliche Kommunikationsfehler bewusst zu machen, Regeln für eine gute Kommunikation zu überlegen und einzuüben, damit Sie Konflikte, die im Verlauf einer Beziehung immer wieder auftreten, erfolgreicher lösen und damit Ihre Partnerschaft befriedigender gestalten können."

Einheiten 1 bis 2: Gesprächsregeln

(4) Fehler- und Regelsammlung mit dem Paar über Arbeitsblätter und ggf. geeignet erscheinende Szenen aus den DVDs. Mithilfe von Arbeitsblättern (vgl. „Arbeitsblatt: Beispiel negative Eskalation" auf S. 107, „Arbeitsblatt: Beispiele für destruktive Kommunikation" auf S. 106, „Arbeitsblatt: Richtiges Sprechen" auf S. 109 und „Arbeitsblatt: Richtiges Zuhören" auf S. 110 im Anhang) und anhand von Filmmaterial sammelt der Therapeut gemeinsam mit dem Paar mögliche Fehler im Kommunikationsverhalten und erarbeitet Gesprächsregeln (Engl & Thurmaier, 2007, 2010 und 2012a; vgl. auch Kapitel 5.3).

Fehlerableitung anhand des „Arbeitsblatts: Beispiel für negative Eskalation": Der Therapeut notiert die Fehler, die von den beiden Partnern genannt werden, auf einem Flipchart-Blatt oder einem großen Blatt Papier. Hierbei empfiehlt sich, Sprecher- und Zuhörerfehler gleich optisch getrennt voneinander zu notieren. Bei allgemeinen Aussagen, wie z. B. „typisches Eifersuchtsproblem" oder „die verstehen sich einfach nicht mehr", wird nach dem konkreten Kommunikationsverhalten gefragt, das diese Vermutung ausgelöst hat (z. B.: „Aha, das nehmen Sie an. Welche Sätze sind es, die Ihnen dazu Anlass geben?" „Und was ist z. B. bei diesem Satz der konkrete Fehler?"). Alternativ kann die Fehlerableitung auch nach dem Vorführen einer Streitszene aus einer der DVDs erfolgen.

Regelableitung über die gesammelten Kommunikationsfehler: Anhand der Notizen erarbeitet der Therapeut dann gemeinsam mit dem Paar Sprecher- und Zuhörer-Regeln.

„Auf dem Blatt stehen nun die wichtigsten Fehler, die ein Gespräch immer feindseliger und unfruchtbarer werden lassen und die die beiden Gesprächspartner immer weiter von einer Problemlösung entfernen. Wenn wir nun einmal versuchen, das genaue Gegenteil von dem, was hier steht, einzusetzen, so müssten wir doch zu einer Art Sprecher- und Zuhörer-Regeln kommen, mit deren Hilfe wir Gespräche für beide angenehmer und vor allem als ersten Schritt zur Lösung unseres Problems hin gestalten können. Am besten probieren wir es gleich aus."

Hinweis

Noch fehlende Regeln werden durch den Therapeuten ergänzt (vgl. hierzu auch „Arbeitsblatt: Richtiges Sprechen" und „Arbeitsblatt: Richtiges Zuhören").

(5) Besprechen der Sprecher- und Zuhörer-Regeln. Das „Arbeitsblatt: Richtiges Sprechen" (vgl. Anhang, S. 109) und das „Arbeitsblatt: Richtiges Zuhören" (vgl. Anhang, S. 110) werden verteilt und kurz besprochen. Zur Veranschaulichung von negativen und positiven Beispielen kann dem Paar auch eine DVD mit nach Hause gegeben werden (für weitere Informationen vgl. Kapitel 5.3), die sie sich als Hausaufgabe gemeinsam ansehen sollten.

Einheiten 1 bis 2: Ablauf des Trainings

(6) Kurze Vorstellung des Trainings. Der Therapeut stellt den Ablauf des weiteren Trainings kurz vor (Themen, Ablauf und Zeiten) und erläutert dabei insbesondere seine zukünftige Rolle als Trainer.

„In den Trainingsphasen sprechen Sie mithilfe der Gesprächsregeln zu vereinbarten Themen direkt miteinander. Das heißt, ich bin in dieser Zeit nicht Gesprächspartner für Sie, sondern allein darauf konzentriert, Sie bei der Anwendung der Regeln zu unterstützen. Ich werde Sie z.B. zum Zusammenfassen auffordern und Ihnen am Ende auch eine Rückmeldung zum Gesprächsverhalten geben, aber nicht inhaltlich Stellung nehmen."

Einheiten 1 bis 2: Allgemeine Hinweise zum Training

Hinweis

Veränderte Sitzordnung: In den Trainingsphasen sitzen sich die Partner direkt gegenüber. Mit der Position des Trainers bildet sich etwa ein gleichschenkliges Dreieck. Sobald ein Partner während des Gesprächs den Blickkontakt mit dem Trainer sucht, lenkt dieser dessen Blick zurück zum Partner.

Die Besonderheiten der Trainerrolle: Der Therapeut ist in dieser Phase als Trainer kein Gesprächspartner, sondern Moderator, er greift keine Inhalte auf und interveniert konsequent quasi als Hüter des guten Gesprächs. Zur Unterstützung der Regelanwendung im Gespräch legt der Trainer die beiden Arbeitsblätter „Richtiges Sprechen" und „Richtiges Zuhören" mit einer Kurzfassung der Sprecher- und Zuhörerfertigkeiten für die Partner gut sichtbar aus. Der Patient kennt den Trainer bisher als Therapeuten. Das erhöht die Gefahr, dass er gerade am Anfang des Trainings den Rollenwechsel vom Therapeuten zum Trainer schlechter mitvollziehen kann und wiederholt versucht, den Trainer als Therapeuten (zurück) zu gewinnen. Diese Schwierigkeit hat der mitgekommene Partner i.d.R. kaum. Hier muss der Trainer beharrlich auf die Vorteile des Trainingssettings verweisen, bis sich nach ersten Erfolgen die Rollen eingespielt haben.

Ausgewogenes Intervenieren beim Paargespräch. Der Trainer sorgt dafür, dass nicht ein Partner die Oberhand über den anderen gewinnt. Deshalb achtet der Trainer darauf, dass beide Partner etwa gleich viel Zeit haben, sich zu äußern. Auch wenn einer der beiden Partner über bessere Kommunikationsfertigkeiten verfügt als der andere, versucht der Trainer, bei beiden zu intervenieren, da einseitige Interventionen auf die Dauer bestrafend wirken können.

Schutzfunktion des Intervenierens. Der Trainer sorgt für einen Gesprächsrahmen, in dem die beiden Partner sich öffnen können, ohne zu verletzen oder verletzt zu werden. Nur wenn der Trainer bei Regelverstößen sofort interveniert, kann er den jeweils anderen Partner vor Verletzungen schützen.

Einheiten 1 bis 2: Erstes Paargespräch mit Regeln

(7) Erste Gesprächsübung anhand eines positiven/neutralen Themas (Beispiel). Das Paar soll ein positives Thema unter Anwendung der Sprecher-Zuhörer-Regeln besprechen. Es soll für keinen Partner belastend sein (z. B. Hobby Motorradrennen).

Mögliche Themen, die dem Paar vorgeschlagen werden:
- Was könnte ich mit 10.000 € machen?
- Was möchte ich am Wochenende machen?
- Was mache ich im Urlaub am liebsten?
- Was habe ich in letzter Zeit Angenehmes erlebt?

Die Übung „Positives Thema" kann folgendermaßen eingeleitet werden:

> „Es geht nun darum, dass Sie zusammen mit Ihrem Partner an einem Thema versuchen, die Regeln einzuüben. Es kann sein, dass Ihnen diese erste Übung etwas künstlich und aufgesetzt erscheint. Das wird sich aber im Verlauf der weiteren Übungen rasch ändern, wenn Sie mit den Regeln vertrauter sind. Wählen Sie sich von den vorgeschlagenen Themen eines aus, über das Sie einige Minuten leicht erzählen können, und achten Sie darauf, dass Ihr positives Thema kein ‚Reizthema' für Ihren Partner ist.
>
> Um am Anfang das Beachten der Regeln zu erleichtern, trennen wir zunächst Sprecher- und Zuhörer-Rolle voneinander. Das heißt, wer sich das Thema ausgewählt hat, ist nur Sprecher und muss auch nur die Sprecherregeln beachten. Der andere ist nur Zuhörer und beachtet die Zuhörerregeln. Nach ein paar Minuten wechseln Sie dann anhand desselben oder eines anderen Themas die Rollen. Das heißt, der Sprecher übernimmt die Rolle des Zuhörers und umgekehrt."

Hinweis

Sobald die Themenwahl und die Rollenverteilung durch das Paar geklärt sind, erinnert der Trainer den Sprecher und den Zuhörer noch einmal an die jeweiligen Regeln. Da bei den meisten Paaren die Zuhörerregel „Zusammenfassen" anfangs als künstlichste und schwierigste, im Verlauf von schwierigen Gesprächen aber als hilfreichste von allen Gesprächsregeln empfunden wird, sollten die Partner gerade zu Beginn der Übungen zur Anwendung dieser Regel besonders motiviert werden. Auch wenn diese Regel in den Alltagsgesprächen der Paare niemals durchgängig angewandt werden wird, so schult eine konsequente Anwendung im Training die Wahrnehmung des eigenen Partners, genau genommen die gesamte Einstellung zum Zuhören ungemein. Sie schafft darüber hinaus Klarheit und Entlastung in den Gesprächen und vermittelt dem jeweiligen Sprecher auch bei schwierigen Selbstöffnungen eine grundlegende Wertschätzung. Die Blätter (Plakate) mit den Kurzfassungen der Sprecher- und Zuhörer-Regeln müssen für das Paar gut sichtbar platziert sein.

(8) Information: Ansprechen von unangenehmen Gefühlen. Der Trainer geht auf das Thema „Ansprechen von unangenehmen Gefühlen" ein und gibt dazu einige Erläuterungen.

„Unangenehme Gefühle dem Partner gegenüber werden selten direkt und noch seltener in konstruktiver Weise geäußert. Dies, weil einerseits oft nur diffus bewusst ist, was stört, und andererseits die Fertigkeiten eines offenen und fairen Ansprechens nicht oder nur unzureichend gelernt wurden. Auf diese Weise kommen konflikthafte Gefühle eher indirekt und für den Partner missverständlich, wenn nicht gar verletzend zum Ausdruck. Dies geschieht verbal und nonverbal.

In der ersten Übung haben Sie die Sprecher- und Zuhörer-Regeln an einem positiven Thema eingeübt. Nun soll im Rollenspiel geübt werden, wie Sie negative, das heißt unangenehme Gefühle wie Unsicherheit, Enttäuschung, Ärger, Angst, Trauer oder auch gemischte Gefühle Ihrem Partner gegenüber direkt äußern können. Ich werde Ihnen für die erste Übung einige *Themen zur Auswahl* vorgeben (vgl. „Arbeitsblatt: Rollenspielthemen" im Anhang, Seite 108). In der nächsten Sitzung können Sie dann in einer längeren Übung die gelernten Fertigkeiten in einem Gespräch über ein von Ihnen *selbst gewähltes Konfliktthema* einsetzen."

Einheiten 1 bis 2: Rollenspiel Konfliktthema

(9) Zweite Gesprächsübung anhand eines vorgegebenen Konfliktthemas. Im Anschluss wird eine zweite Gesprächsübung durchgeführt. Dieses Mal ein Rollenspiel zu einem Konfliktthema.

„Ich möchte Sie nun bitten, das Äußern von negativen Gefühlen zu üben. Damit Ihnen die Übung leichter fällt, wählen Sie sich bitte ein Thema, das in Ihrer Partnerschaft nicht zu Konflikten geführt hat. Ich habe ein paar Themen vorbereitet, aus denen Sie sich eines aussuchen können. Ihre Aufgabe ist es, sich in die Rolle dieses Paares hineinzuversetzen und sich zu überlegen, wie Sie sich in der entsprechenden Situation fühlen würden, welche Gedanken Sie dann hätten.

Die Übung verläuft dann so, dass einer die Sprecher-Rolle einnimmt und der andere nur zuhört. *Am Schluss äußert der Sprecher in Form einer Bitte, was der Partner konkret anders machen könnte,* damit es dem Sprecher besser geht. Der Zuhörer wiederholt die Bitte, um seinem Partner zu zeigen, dass er ihn verstanden hat. Beide bemühen sich, die entsprechenden Regeln zu beachten, also der Sprecher ... (Sprecherregeln kurz wiederholen) und der Zuhörer ... (Zuhörerregeln kurz wiederholen)."

(10) Hausaufgabe vorstellen und erklären. Als Hausaufgabe soll das Paar bis zur nächsten Sitzung einige Gespräche in Anlehnung an die vorgestellten Regeln führen. Dazu werden noch in der Stunde 2 bis 4 Themen festgelegt. Die Gespräche sollen nur über positive/neutrale Themen und mit einer zeitlichen Begrenzung wie in der Sitzung geführt werden. Der Therapeut weist auch nochmals auf die Nutzung der vorgestellten Materialien hin.

4.4.2 Einheiten 3 und 4: Unangenehme Gefühle äußern (Teil 2)

Übersicht (Gesamtdauer: 100 Minuten)

1. Hausaufgabenbesprechung, Erfahrungen rückmelden lassen, Ausblick auf die Sitzung (10 Minuten)
2. Rückmeldung zu den zwischenzeitlich ausgewerteten Partnerschaftsfragebögen. Bei Bedarf gegebenenfalls weitere Fragebögen zum Ausfüllen mitgeben (10 Minuten)
3. Auswahl eines ersten Problemthemas anhand der ausgefüllten Problemliste (Komplexität und Lösbarkeit des Themas sowie Eignung für die Anwendung des PL-Schemas beachten) (15 Minuten)
4. Information: Bedeutung des inneren Dialogs (5 Minuten)
5. Austeilen und Erläuterung des Reflexionsblattes (5 Minuten)
6. Beide Partner füllen zum gewählten Konfliktthema ihre Bögen aus (10 Minuten)

7. Paargespräch mit Rollenwechsel (30 Minuten)
8. Auswertung (5 Minuten)
9. Hausaufgaben und Ausblick auf nächsten Termin: Wahrnehmungsübung (z. B. „Den anderen dabei erwischen, wie er mir etwas Gutes tut") (10 Minuten)

Einheiten 3 bis 4: Rückmeldungen und Ausblick

(1) Hausaufgabenbesprechung, Erfahrungen rückmelden lassen, Ausblick auf die Sitzung. Das Paar sollte bis zu dieser Sitzung Gesprächsübungen zu positiven Themen unter Anwendung der Regeln geführt haben. Der Trainer erkundigt sich nach den Erfahrungen mit den Sprecher- und Zuhörerregeln, die innerhalb dieser Übungen und gegebenenfalls auch außerhalb gemacht wurden. Positive Erfahrungen werden hervorgehoben, Misserfolge als typische Anfangsschwierigkeiten erklärt.

Häufig berichten Partner, dass Ihnen nun viel häufiger Gesprächsfehler bei sich und bei Dritten auffallen. Dies wird als ein erster wichtiger Lernschritt gewertet. Gesprächsfehler identifizieren zu können, ist die Voraussetzung, um konstruktive Alternativen zu suchen. Eine weitere oft genannte Schwierigkeit ist, dass sich das Paar statt eines positiven Themas gleich ein Konfliktthema vorgenommen hat und damit überfordert war und jetzt das Bedürfnis äußert, gleich wieder mit diesem Thema fortzufahren. Der Trainer erklärt die Überforderung, da die Gesprächsregeln und die daraus resultierende innere Haltung noch nicht internalisiert werden konnten, und erinnert an das vereinbarte, sorgfältig aufeinander aufbauende Vorgehen. Das Konfliktthema empfiehlt er zu notieren und später, bei genügend Übung, bewusst wieder aufzugreifen.

Anschließend gibt der Trainer einen Ausblick für die heutige Sitzung, wobei er auf folgende Formulierung zurückgreifen kann:

„Sie können in der nächsten Übung die gelernten Fertigkeiten in einem Gespräch über ein von Ihnen selbst gewähltes Konfliktthema einsetzen. Hinzu kommt, dass Sie nun auch die Sprecher- und Zuhörerrolle innerhalb des Gesprächs wechseln können. Damit Ihnen dieses Gespräch so gut wie möglich gelingt, haben Sie vorher für sich allein kurz Gelegenheit, über wesentliche Aspekte nachzudenken und Ihre Gedanken in ein vorstrukturiertes Blatt einzutragen."

(2) Rückmeldung zu den zwischenzeitlich ausgewerteten Partnerschaftsfragebögen. Der Therapeut hat sich zwischenzeitlich Notizen zu in den Fragebögen aufscheinenden Problemthemen und deren Belastungsgrad gemacht, aber auch zu möglichen Stärken der Beziehung und gibt dem Paar darüber Rückmeldung. Wenn z. B. innerhalb der Problemliste 8 von insgesamt 24 Berei-

chen der Partnerschaft als ungelöste Probleme eingeschätzt werden, spricht das zwar für einen hohen Belastungsgrad, es zeigt aber auch, dass das Paar bei immerhin zwei Drittel der Bereiche gut miteinander umgeht. Dies sollte der Therapeut den Partnern vermitteln. Gegebenenfalls widersprüchliche Aussagen der beiden Partner beim gleichen Item werden angesprochen und als Themen der weiteren Therapie festgehalten. Bei Bedarf werden weitere Fragebögen zur Abklärung mitgegeben (z. B. aus Hahlweg, 2016).

(3) Auswahl eines ersten Problemthemas anhand der ausgefüllten Problemliste. Das Paar wählt ein erstes Problemthema aus der ausgefüllten Problemliste aus. Der Trainer verweist darauf, dass es zunächst um ein möglichst überschaubares, nicht zu stark belastendes Thema gehen soll. Die erste Themenwahl soll das Paar keinesfalls überfordern und für die Anwendung des erst später eingeführten Problemlöseschemas (vgl. Kapitel 4.4.3) geeignet sein.

Einheiten 3 bis 4: Information zum inneren Dialog

(4) Information: Bedeutung des inneren Dialogs. Sobald das Thema gemeinsam formuliert ist, erläutert der Trainer die Bedeutung des inneren Dialogs gerade bei der Wahrnehmung und Interpretation von Beziehungsproblemen.

„Wahrscheinlich haben Sie in den vorangegangenen Rollenspielen bereits gemerkt, dass Sie sich vor Beginn des Paargespräches erst sorgfältig überlegen müssen, welche Gefühle, Bedürfnisse und Wünsche Sie in dieser vorgestellten konkreten Situation hätten, bevor Sie sie Ihrem Partner mitteilen konnten. Genauso ist es auch bei einem echten Konflikt. Manchmal spüre ich nur diffus irgendetwas Unangenehmes. *Damit ich meinem Partner sagen kann, worin für mich das Problem besteht, muss ich mir erst selbst darüber klar werden, was mich konkret stört und was alles in mir vorgeht.* Dazu muss ich in mich hineinhorchen, um wahrzunehmen, wie ich mich in einer entsprechenden Situation verhalte, was ich dabei fühle, welche Gedanken und Vorstellungen oder Bilder mir dabei durch den Kopf gehen, welche körperlichen Empfindungen sich einstellen (bleibt mir z. B. die Luft weg, wird mir heiß oder kalt, verkrampfe ich mich? usw.).

Je besser ich mich selbst kennenlerne, umso größer ist die Chance, mich mithilfe der Kommunikationsregeln meinem Partner so zu öffnen, dass es zu einem fairen Gespräch kommt. Dabei gilt, dass die Art und Weise, wie ich in Gedanken mit mir selbst rede oder mir meinen Partner vorstelle, entsprechende Auswirkungen auf mein Gesprächsverhalten meinem Partner gegenüber hat. *Je konkreter und je mehr auf Ihr eigenes Erleben bezogen Sie Ihre Vorüberlegungen anstellen, desto besser werden Sie sich mit Ihrem Partner austauschen können.* Das ist ein erster, ganz wichtiger Schritt, um überhaupt im Anschluss geeignete Lösungen oder Erleichterungen suchen zu können.

Dabei soll natürlich nicht Spontanität untergraben werden, wenn ich z. B. meinem Ärger oder meiner Enttäuschung gleich Luft machen muss. Es geht langfristig darum, auch in Stresssituationen, wie einem Konflikt, nicht auf naheliegende Kommunikationsfehler wie Vorwürfe zurückzugreifen, sondern auch hier gleich von meinem eigenen Erleben zu sprechen. Dies gelingt umso spontaner, je länger ich gewohnt bin, in einer Auseinandersetzung bei mir zu bleiben, und je besser mein Partner darauf eingehen kann."

Einheiten 3 bis 4: Reflexionsblatt

(5) Austeilen und Erläuterung des Reflexionsblattes. Die Fragen des Reflexionsblattes (vgl. S. 111 im Anhang) sind so gestellt, dass sich die Sprecherregeln in einem sinnvollen inneren Ablauf widerspiegeln. Die Reihenfolge führt bewusst über das Eintauchen in das eigene Erleben auf verschiedenen Ebenen hin zu einer konkreten Beschreibung des Verhaltens des Partners und schließlich zu einem konkreten Wunsch nach Veränderung.

„Jeder hat nun für etwa eine *Viertelstunde Gelegenheit,* sich mithilfe dieses Arbeitsblattes Gedanken über das gewählte Thema zu machen und wichtige Punkte des eigenen Erlebens und Verhaltens in diesem Konflikt festzuhalten. Jeder behält sein Blatt für sich. Es dient Ihnen im nachfolgenden Gespräch als Gedankenstütze."

Das Reflexionsblatt wird mit folgenden Worten ausgeteilt:

„Anschließend kommen Sie wieder mit Ihrem Partner zusammen und beginnen – auf diese Weise gut vorbereitet – Ihr Paargespräch nach den Regeln."

(6) Beide Partner füllen zum gewählten Konfliktthema ihre Bögen aus. Der Trainer hilft dem Paar bei auftauchenden Fragen zum Arbeitsblatt oder bei der Konkretisierung von Erleben und Beobachtung. Ebenso erläutert er gegebenenfalls anhand von allgemeinen Beispielen, was im Einzelnen gemeint ist.

Einheiten 3 bis 4: Übung Konfliktgespräch mit Rollenwechsel

(7) Paargespräch mit Rollenwechsel. Nachdem das Paar den Reflexionsbogen ausgefüllt hat, soll ein Konfliktgespräch mit Rollenwechsel durchgeführt werden. Der Trainer erklärt den Rollenwechsel und die Nutzung der Wortkarte:

„Von nun an können Sie im Gespräch auch die Sprecher- und Zuhörer-Rolle wechseln, das heißt, Partner A beginnt das Gespräch, legt seine Gedanken und Gefühle dar. B hört zuerst aufmerksam zu, fasst zusammen und fragt nach. Erst wenn das, was A sagt, bei B angekommen und verstanden worden ist, also vielleicht nach ca. drei Minuten, wechseln die Rollen, das heißt, B wird Sprecher und A Zuhörer. Vergessen Sie beim Wechsel nicht das Wiederholen, das heißt, der Zuhörer ‚verdient sich' die Sprecherrolle, indem er das Letztgesagte zusammenfasst. Bei Bedarf können Sie dann wieder wechseln, bis Sie beide denken, alles Wichtige zum Thema gesagt zu haben. Als Orientierung hält der jeweilige Sprecher diese *Wortkarte* und gibt diese beim Wechsel an den Partner weiter. Halten Sie im Gespräch möglichst die vom Arbeitsblatt vorgegebene Reihenfolge ein. Einigen Sie sich, wer nun in der Sprecherrolle beginnt."

Nachdem klar ist, wer als Sprecher beginnt, erfolgt von dem Trainer noch eine kurze Wiederholung der Sprecher- und Zuhörerregeln (z.B. „Wenn Sie in der Sprecherrolle sind, achten Sie ...").

Hinweis

Der Trainer achtet darauf, dass möglichst alle Rubriken von jedem Partner angesprochen werden, und interveniert auch in Richtung der unterschiedlichen Erlebensebenen.

(8) Auswertung. Der Trainer gibt ein ausführliches Feedback zur Anwendung der Gesprächsregeln. Die Partner äußern, wie es Ihnen mit dem neuen Gesprächsverhalten ging.

(9) Hausaufgaben, Ausblick auf den nächsten Termin. Die Hausaufgaben können darin bestehen, gegebenenfalls das innerhalb der Sitzung noch nicht ganz beendete Gespräch nach den Regeln fortzuführen. Gegebenenfalls können weitere Fragebögen ausgefüllt werden. Weiterhin könnte eine Wahrnehmungsübung in Richtung positive Reziprozität durchgeführt werden („Den anderen dabei erwischen, wie er mir etwas Gutes tut"):

„Jeder von Ihnen soll sich einen beliebigen Tag oder Abend vornehmen und seinen Partner intensiv – aber liebevoll – beobachten. Registrieren Sie dabei alle Verhaltensweisen Ihres Partners, die Ihnen guttun, was Sie schön oder nett an ihm oder an ihr finden. Dabei kommt es nicht auf das Außergewöhnliche an, vielmehr sind die kleinen Gesten, Verhaltensweisen oder Eigenarten gemeint, die so leicht im Alltag selbstverständlich werden. Tauschen Sie sich darüber aus."

Der Trainer gibt abschließend noch einen Ausblick auf die nächste Stunde:

„In der nächsten Doppelstunde werden Sie mithilfe eines bewährten Problemlöseschemas das heute besprochene Konfliktthema weiter bearbeiten, damit eine Lösung oder deutliche Linderung greifbar wird. Probleme gemeinsam angehen ist eine wichtige Aufgabe. Ebenso wichtig ist es, sich immer wieder gegenseitige Wertschätzung zu vermitteln. Auch hierfür ist das nächste Mal eine ausführliche Übung vorgesehen."

4.4.3 Einheiten 5 und 6: Probleme lösen und angenehme Gefühle äußern

Übersicht (Gesamtdauer: 100 Minuten)

1. Hausaufgabenbesprechung, Erfahrungen rückmelden lassen, Ausblick auf die Sitzung (10 Minuten)
2. Information: Probleme lösen (5 Minuten)
3. Vorstellung Problemlöseschema und Übungsanleitung (5 Minuten)
4. Paargespräch mithilfe des Problemlöse-Schemas über das bereits in Einheit 4 ausgewählte Konfliktthema (25 Minuten)
5. Auswertung (5 Minuten)
6. Information: Bedeutung gegenseitiger Verstärkung (5 Minuten)
7. Vorstellung des „Reflexionsblattes: Was tut mir gut an dir?" (5 Minuten)
8. Selbstreflexion (10 Minuten)
9. Paargespräch über das Thema „Was tut mir gut an dir?" (25 Minuten)
10. Hausaufgabe: Das Thema angenehme Gefühle mithilfe von Selbstreflexion, eines Paargesprächs und einer Verwöhnübung weiterführen (5 Minuten)

(1) Hausaufgabenbesprechung, Erfahrungen rückmelden lassen, Ausblick auf die Sitzung. Am Beginn der Stunde werden die Hausaufgaben besprochen, es wird erfragt, wie es dem Paar bei der Durchführung der Übungen ergangen ist. Falls weitere Fragebögen ausgeteilt wurden, werden diese Bögen eingessammelt. Zudem wird ein kurzer Ausblick auf die Sitzung gegeben.

Einheiten 5 bis 6: Information Probleme lösen

(2) Information: Probleme lösen. Der Trainer gibt erste Informationen zum Thema „Probleme lösen":

„In den Übungen der letzten Einheiten ging es im Wesentlichen darum, unangenehme Gefühle angemessen zum Ausdruck zu bringen, sodass Ihr Partner Verständnis dafür aufbringen und positiv darauf eingehen kann.

Dabei haben Sie vielleicht auch gesehen, wie wichtig, aber auch wie schwierig die Zuhörerrolle sein kann, v.a. das Stellen von offenen Fragen und das Rückmelden in eigenen Worten, das Zusammenfassen, ehe Sie dann in der Sprecherrolle Ihr eigenes Erleben äußern können. Gerade beim Äußern negativer Gefühle haben Sie möglicherweise gemerkt, wie groß das Bedürfnis ist, Lösungsvorschläge für dieses Problem – und negative Gefühle in einer Beziehung sind ein Problem – anzubieten.

Heute soll es zunächst darum gehen, ein schrittweises Vorgehen beim Problemlösen einzuüben. Hilfsmittel ist dabei ein schlichtes Schema auf einem Blatt Papier, das nur wenige, aber überaus wichtige Stufen einer sinnvollen Problemlösung enthält. Im Grunde handelt es sich wiederum um altbekannte, aber nichtsdestoweniger nützliche Mittel der Kommunikation, die sich in der psychologischen Praxis bewährt haben und hier konsequent zum Einsatz kommen sollen.

Probleme häufen sich erfahrungsgemäß mit der Dauer einer Partnerschaft. Wissenschaftlichen Erhebungen zufolge ist vor allem die Art und Weise, wie die beiden Partner damit umgehen, für den Verlauf der Partnerschaft von großer Bedeutung, nicht so sehr die bloße Existenz von Problemen. Üblicherweise wird beim Versuch, ein Problem zu lösen, die ‚Schuld' des Partners und was er verändern sollte, schneller und deutlicher gesehen als die eigenen Anteile und Möglichkeiten. Die eigentlichen Bedürfnisse sind z.T. nicht klar. Das Gespräch ist oft mehr auf die Vergangenheit als auf die Zukunft gerichtet. Und selbst wenn Lösungsvorschläge geäußert werden und über diese sogar Einigkeit erzielt wird, fällt oft deren Konkretisierung und Umsetzung unter den Tisch. Sie sollen lernen, dass es auch anders geht. Das jetzt vorgeschlagene Problemlöseschema soll Ihnen als eine Art Leitfaden dienen, wie Sie Probleme angemessen angehen können."

Einheiten 5 bis 6: Problemlöseschema

(3) Vorstellung Problemlöseschema und Übungsanleitung. In einem weiteren Schritt werden nun in dieser Einheit, in einer Art Brainstorming – mithilfe des „Reflexionsblattes: Probleme lösen" (vgl. Anhang, S. 112) sowie mithilfe des „Reflexionsblattes: Lösungen und Erleichterungen" (vgl. Anhang, S. 114) – auf die Zukunft bezogene Lösungsmöglichkeiten gesammelt, wobei die eigenen Möglichkeiten zur Verhaltensänderung im Vordergrund stehen („Was kann, was will ich ändern?"). Im anschließenden gemeinsamen Gespräch werden alle eingebrachten Vorschläge fair diskutiert, für beide Partner akzeptable Möglichkeiten ausgewählt und in möglichst konkrete Vereinbarungen umgesetzt. Der Trainer leitet die Übung folgendermaßen an:

„*1. Punkt: Das Problem ansprechen.* Dieser erste Punkt entspricht genau dem, was Sie in der letzten Einheit schon geübt haben – also ein ausführlicher Austausch von Gefühlen und Bedürfnissen, die mit diesem Thema verbunden sind. Finden Sie nun eine gemeinsame Formulierung für das Konfliktthema und tragen Sie diese in das Reflexionsblatt, in das Schema ein.

2. Punkt: Lösungsmöglichkeiten aufschreiben. Als nächsten Schritt können Sie – jeder für sich allein – mithilfe des ‚Reflexionsblattes: Lösungen und Erleichterungen' Lösungsmöglichkeiten sammeln und aufschreiben.

3. Punkt: Lösungsmöglichkeiten besprechen. Besprechen Sie jeden Vorschlag hinsichtlich seiner Vor- und Nachteile. Achten Sie dabei auf die Einhaltung der Kommunikationsregeln.

4. Punkt: Beste Lösungsmöglichkeit auswählen. Wählen Sie nun die beste Lösungsmöglichkeit aus. Es kann auch sein, dass die beste Möglichkeit eine Mischung aus einigen Ihrer Vorschläge ist.

5. Punkt: Schritte zur Umsetzung in die Tat. Überlegen Sie nun sämtliche Einzelschritte, wie Sie diese beste Lösungsmöglichkeit in die Tat umsetzen können, z. B. als Lösung öfter ins Kino zu gehen: Wer, mit wem, was, wann, wo, wie. Schreiben Sie jeden Einzelschritt auf das Formular: 1. Schritt, 2. Schritt, 3. Schritt usw.

6. Punkt: Überprüfen der fünf Punkte des Schemas und Überprüfen der Einzelschritte. Überprüfen Sie nun, ob Sie die fünf Punkte des Schemas eingehalten haben. Nach einiger Zeit überprüfen Sie, ob Sie die Einzelschritte von Punkt 5 eingehalten haben."

Einheiten 5 bis 6: Problemlösegespräch

(4) Paargespräch mithilfe des Problemlöse-Schemas über das bereits in Einheit 4 ausgewählte Konfliktthema. Das Paar führt zum Konfliktthema aus Einheit 4 ein Problemlösegespräch und nutzt hierzu das Problemlöse-Schema.

(5) Auswertung. Der Trainer gibt eine Rückmeldung zum Gesprächsverhalten und hebt nochmals die Bedeutung der konkreten Umsetzung der gefundenen Lösungsmöglichkeiten in Einzelschritten hervor. Sollte das Paar in der vorgegebenen Zeit nicht bis zur Konkretisierung einer Lösung oder Erleichterung gekommen sein, empfiehlt er die Weiterführung der Gesprächsübung zu Hause und betont, dass es auch eine gute Übung sein kann, Gespräche zu unterbrechen und später konzentriert wieder aufzunehmen.

Einheiten 5 bis 6: Information gegenseitige Verstärkung

(6) Information: Bedeutung gegenseitiger Verstärkung. Der Trainer geht auf die Bedeutung gegenseitiger Verstärkung ein und gibt dazu erste Informationen.

„Nach den letzten beiden klärenden, aber anstrengenden Einheiten, in denen Sie vorwiegend Unangenehmes in ihrer Beziehung thematisiert haben, soll das Augenmerk nun auf die angenehmen Seiten des Partners gerichtet werden – und auf die eigenen Möglichkeiten gegenseitiger Anregung und Verwöhnung. Ein wechselseitig positiver Umgang – nicht nur in Worten, sondern auch in Taten – erhält letztlich die Liebe und die Achtung voreinander.

Kleine Aufmerksamkeiten, Humor, ein liebes Wort, z. B. den Partner nicht ‚nur' zu lieben, sondern es ihm auch zu sagen, sind wenig aufwendige, dafür aber umso wichtigere Möglichkeiten der gegenseitigen Wertschätzung. Leider fällt das manchmal schwer oder gerät zunehmend in Vergessenheit. *Was mir am Partner gefällt, kann schnell zur Gewohnheit werden und wird dadurch nicht mehr so leicht bemerkt und schon gar nicht mehr ausgesprochen. Die Vorzüge meines Partners, seine guten Eigenschaften möchte ich auch in Zukunft nicht missen. Das heißt, ich muss sie auch beachten und anerkennen.* Deshalb möchten wir Sie nach all den Konfliktgesprächen ermuntern, Ihre ganze Aufmerksamkeit einmal den positiven Bereichen Ihrer Beziehung zu widmen.

In der nächsten Übung können Sie zunächst mittels eines Reflexionsblattes überlegen, was Ihnen alles an Ihrem Partner gefällt (Verhaltensweisen, Eigenheiten, positive Erlebnisse mit ihm etc.) und anschließend darüber ins Gespräch kommen – möglichst konkret und möglichst auf das eigene Erleben bezogen."

(7) Vorstellung des „Reflexionsblattes: Was tut mir gut an dir?". Der Trainer stellt das „Reflexionsblatt: Was tut mir gut an dir?" (vgl. Anhang, S. 115) vor.

Einheiten 5 bis 6: Reflexion über Angenehmes

(8) Selbstreflexion. Jeder Partner soll anhand des Reflexionsbogens überlegen, was er am anderen als angenehm erlebt, was ihm gut tut.

Hinweis

Bei mit Lob sehr sparsamen Partnern, denen zunächst wenig einfällt, hilft bisweilen der Hinweis: „Denken Sie auch an alle Dinge, mit denen Sie Ihr Partner entlastet, die Ihrem Leben Normalität und Sicherheit verleihen."

Einheiten 5 bis 6: Angenehmes mitteilen

(9) Paargespräch über das Thema „Was tut mir gut an dir?". Im Anschluss an die Selbstreflexion wird ein Paargespräch zum Thema geführt. In der Regel werden von den Partnern abwechselnd die Komplimente getauscht. Sollte ein Partner nicht von selbst nach einem Kompliment des anderen seinerseits etwas mitteilen, was ihm guttut, fordert der Trainer ihn dazu auf. Wichtig ist vor allen Dingen, die positive Wirkung von Komplimenten zuzulassen und auszukosten, also ausführlich diverse Beispiele und auch die angenehme Wirkung beschreiben zu lassen, und umgekehrt den Empfänger ermutigen, das Kompliment auf sich wirken zu lassen und darüber Mitteilung zu geben. Man-

che Partner sind Lob nicht gewohnt und werden leicht verlegen und neigen deshalb zum Abwiegeln („Das ist doch selbstverständlich“, „Nicht der Rede wert“ etc.). Hier hilft ein Beharren des Trainers auf einer möglichst wörtlichen Zusammenfassung des Gehörten.

(10) Hausaufgabe: Das Thema angenehme Gefühle mithilfe von Selbstreflexion, eines Paargesprächs und einer Verwöhnübung weiterführen. Sollte die Zeit nicht gereicht haben, können die Selbstreflexion und das Paargespräch zu Hause weitergeführt werden. Zum Thema angenehme Gefühle kann das „Reflexionsblatt: Gegenseitige Verwöhnung“ (vgl. S. 116 im Anhang) bearbeitet werden, an das sich ein Paargespräch und eine Verwöhnübung anschließen kann.

„Wählen Sie sich einen Abend oder Tag aus, an dem Sie Ihrem Partner besondere Aufmerksamkeit und Zuwendung entgegenbringen, ihn also verwöhnen. Schreiben Sie auf, welche Verwöhner Sie sich überlegt haben. Umgekehrt soll derjenige Partner, der verwöhnt wird, festhalten, was er als schön empfunden hat. Tauschen Sie sich darüber aus. Auch hier sind es vor allem wieder die Kleinigkeiten, die so leicht im Alltag übersehen werden.“

4.4.4 Einheiten 7 und 8 – Option 1: Veränderungen und Neuorientierungen

Für das Vorgehen in den Einheiten 7 und 8 gibt es zwei Optionen: Paare, die selten in eine negative Eskalation geraten, können ein ihnen wichtiges Beziehungsthema im Rahmen der Doppelstunde „Veränderungen und Neuorientierungen“ reflektieren und besprechen (Option 1), wohingegen Streitpaare, die sich häufiger verletzen, stattdessen in den Einheiten 7 und 8 Notfallstrategien erarbeiten (Option 2, vgl. Kapitel 4.4.5).

Übersicht (Gesamtdauer: 100 Minuten)

1. Hausaufgabenbesprechung, Erfahrungen rückmelden lassen, Ausblick auf die Sitzung (10 Minuten)
2. Information: Veränderungen (5 Minuten)
3. Übungsanleitung (5 Minuten)
4. Paargespräch (inkl. Selbstreflexion) über Veränderungen der Beziehung (50 Minuten)
5. Auswertung sowie Besprechung mit dem Paar, über welche weiteren Themen zu Hause gesprochen werden könnte (20 Minuten)
6. Hausaufgabe und Ausblick auf die letzte Sitzung (10 Minuten)

(1) Hausaufgabenbesprechung, Erfahrungen rückmelden lassen, Ausblick auf die Sitzung. Zunächst werden die Hausaufgaben besprochen, es wird erfragt, wie es dem Paar bei der Durchführung der Übungen ergangen ist. Zudem wird ein kurzer Ausblick über die Inhalte der Sitzung gegeben.

(2) Information: Veränderungen. Der Trainer leitet in das Thema „Veränderungen in einer Partnerschaft" ein und gibt dazu erste Erläuterungen:

Einheiten 7 bis 8, Option 1: Information Veränderungen der Partnerschaft

„*Lebendige Paarbeziehungen ändern sich ständig. Seien es Erwartungen, gemeinsame Pläne, die Einstellung zueinander usw.* Verliebtheit wandelt sich vielleicht in ein Gefühl tiefer Zuneigung und gegenseitigen Vertrauens, die ständige Zunahme an gemeinsam Erlebtem lässt neue Erwartungen und Gefühle dem Partner gegenüber entstehen. Vielleicht wird dadurch auch die eine oder andere frühere Erwartung enttäuscht. Unzulänglichkeiten und Unterschiede werden spürbar – andererseits passt man sich auch aneinander an. Gegenseitige Unterstützung und Attraktion sind immer wieder Schwankungen unterworfen. Die gemeinsame Sexualität kann anders erlebt werden als früher. Das Bedürfnis nach Nähe oder Abstand kann immer wieder individuell wechseln, je nach den eigenen Entwicklungsschritten, in denen sich die Partner gerade befinden. Dazu kommen wichtige Lebensereignisse, die wiederum die gemeinsame Entwicklung der Beziehung prägen. Zum Beispiel bedeutet die Gründung einer Familie eine enorme Lebensumstellung und erfordert zahlreiche neue Absprachen und Kompromisse.

Jeder von Ihnen hat sicher schon einige der genannten oder auch ganz andere Veränderungen in seiner Partnerschaft erlebt. Und sicherlich ist nicht jedes Mal alles nach Wunsch gelaufen. *So sehr diese Veränderungen für ein Paar, das auf lange Sicht zusammenbleibt, zum Leben gehören, so wichtig ist es, darüber im Gespräch zu bleiben. Nur im Kontakt mit den eigenen Bedürfnissen und Zielen und im Austausch darüber mit dem Partner lassen sich die für beide besten Wege finden, um neuen Herausforderungen zu begegnen.*"

(3) Übungsanleitung. Der Trainer leitet zur ersten Übung über, es geht um eine Selbstreflexion zum Thema „Veränderungen". Für die Übung wird das „Reflexionsblatt: Veränderungen und Neuorientierungen" benötigt (vgl. S. 117 im Anhang).

Einheiten 7 bis 8, Option 1: Reflexion Veränderungen

„Sprechen Sie zunächst kurz mit Ihrem Partner ab, über welches Thema Sie sich gern ausführlich unterhalten möchten. Denken Sie anschließend für 20 Minuten anhand des ‚Reflexionsblattes: Veränderungen und Neuorientierungen' über folgende Aspekte für Ihr anschließendes Paargespräch nach:

- Welche Veränderungen habe ich – bezogen auf das gewählte Thema – bei mir festgestellt?

- Welche Veränderungen habe ich – bezogen auf das gewählte Thema – bei dir festgestellt?
- Wie habe ich das erlebt?
- Wie denke ich heute darüber?
- Wie möchte ich, dass du und ich uns weiterentwickeln – bezogen auf das gewählte Thema?“

Einheiten 7 bis 8, Option 1: Gespräch über Veränderungen

(4) Paargespräch (inkl. Selbstreflexion) über Veränderungen der Beziehung. Im Anschluss an die Selbstreflexion führen die Partner anhand der Notizen, die sich sich auf dem Reflexionsblatt gemacht haben, ein Paargespräch über das vorher ausgewählte Thema.

(5) Auswertung Besprechung mit dem Paar, über welche weiteren Themen zu Hause gesprochen werden könnte. Der Trainer gibt eine Rückmeldung zum Gesprächsverhalten während des Paargesprächs. Weiterhin wird nach Themen gesucht, die das Paar für Gesprächsübungen zu Hause nutzen kann.

(6) Hausaufgabe und Ausblick auf die letzte Sitzung. Das Paar soll zu Hause über ein vorher ausgewähltes Thema sprechen. Die folgende letzte Sitzung (Einheit 9) wird im Gegensatz zu den vorangegangenen Doppelstunden nur 50 Minuten umfassen (vgl. Kapitel 4.4.6). In dieser Sitzung wird es um das Thema „Gemeinsame Gesprächskultur“ gehen. Die Sitzung soll den Transfer des Gelernten in den Alltag unterstützen. Zur Vorbereitung der Sitzung wird das „Reflexionsblatt: Unsere Gesprächskultur“ (vgl. S. 118 im Anhang) vorgestellt und mit nach Hause gegeben.

Sollte in dieser Einheit nicht das Thema „Veränderungen in Partnerschaften“ besprochen worden sein, sondern das Alternativthema „Eigenes Stresserleben“, werden stattdessen die zu diesem Thema vorliegenden Arbeits- und Reflexionsblätter verteilt (vgl. Kapitel 4.4.7). Bei Wahl einer anderen Thematik sollte der Trainer eigene Reflexionsblätter erstellen, die dann allerdings bereits zum Zeitpunkt der Sitzung fertig vorliegen sollten, damit sie dem Paar mit nach Hause gegeben werden können.

4.4.5 Einheiten 7 und 8 – Option 2: Notfallstrategien

Für Paare, die häufiger in einen destruktiven Streit geraten, ist für diese Doppelstunde die Erarbeitung von Notfallstrategien vorgesehen.

Übersicht (Gesamtdauer: 100 Minuten)

1. Hausaufgabenbesprechung und Ausblick auf die Sitzung (10 Minuten)
2. Information: Notfälle (5 Minuten)
3. Vorstellung des „Reflexionsblattes: Vorüberlegungen zum eigenen Streitverhalten“ (5 Minuten)
4. Ausfüllen des Reflexionsblattes (10 Minuten)
5. Paargespräch zum eigenen Streitverhalten (25 Minuten)
6. Übungsanleitung (5 Minuten)
7. Paargespräch zum Treffen einer Notfallvereinbarung (30 Minuten)
8. Rückmeldung vom Trainer (5 Minuten)
9. Hausaufgabe (5 Minuten)

(1) Hausaufgabenbesprechung und Ausblick auf die Sitzung. Gegebenenfalls muss das Problemlöse-Schema noch fertig besprochen werden, die Erfahrungen mit den zu Hause durchgeführten Paargesprächen sollen ausgetauscht werden, ebenso die Erfahrungen mit dem „Reflexionsblatt: Gegenseitige Verwöhnung“. Darüber hinaus wird ein Überblick über die anstehende Sitzung gegeben.

„In dieser Sitzung treffen Sie eine sogenannte *Notfallvereinbarung* für Situationen, in denen der Gesprächsfaden reißt und Sie Gefahr laufen, sich zusätzlich zu verletzen. Dazu muss es nicht kommen, wenn Sie sich bewusst sind, was in Ihnen und Ihrem Partner in hochbelasteten Momenten der Beziehung eigentlich vorgeht und was jeder bräuchte, um sich bald wieder fair miteinander verständigen zu können.“

Einheiten 7 bis 8, Option 2: Information zu Notfallsituationen

(2) Information: Notfälle. Der Trainer gibt weitergehende Informationen zum Thema Erleben und Verhalten in „Notfallsituationen“, also Situationen, in denen es zu einer negativen Eskalation kommen kann.

„In den vorangegangenen Einheiten ist es vor allem um Ihren Alltag gegangen: Wie Sie Konflikte ansprechen, wie Sie im Gespräch Probleme angehen können und wie Sie Ihre gegenseitige Zuneigung fördern und die Kommunikationsregeln im regelmäßig gepflegten Gespräch anwenden können.

In dieser Einheit geht es um die Fälle, in denen der Gesprächsfaden reißt. Sie kennen die Situationen, in denen Sie in eine so heftige Auseinandersetzung geraten sind, dass Sie sich z. B. nur noch mit gegenseitigen Vorwürfen bekämpfen oder sich beleidigt einigeln oder hilflos aneinander vorbeireden etc. Gerade in solchen Momenten kann es besonders schwerfallen, sich auf die Einhaltung von Gesprächsregeln zu konzentrieren, weil Sie sich vielleicht zu wütend und aufgebracht, zu niedergeschlagen und enttäuscht oder zu ängstlich, zu traurig fühlen. Das eigene schlechte Befinden führt oft dazu, dass innerlich auch der Partner in seiner ganzen Person schlecht gemacht wird, und entsprechend verhält man sich dann auch. Die Auseinandersetzung eskaliert, und selbst bei Einlenkversuchen wird bisweilen noch ungewollt Öl ins Feuer gegossen, sodass eine Klärung oder Versöhnung auf lange Zeit ausbleibt. Dazu muss es nicht kommen, wenn jeder sich bewusster wäre, was in ihm und im anderen in hochbelasteten Momenten der Beziehung eigentlich vorgeht und was jeder bräuchte, um sich bald wieder fair miteinander verständigen zu können.

Um in Zukunft besser aus solchen negativen Eskalationen herauszufinden, ist es notwendig, dass Sie beide Ihr Erleben und Verhalten im „Notfall" wechselseitig besser verstehen und einen Weg vereinbaren, wie in solchen Fällen die belastende Situation ohne weitere Eskalation überwunden werden kann. Über so eine Vereinbarung spricht es sich einfacher in einer unbelasteten Situation. Dazu will ich Ihnen heute Gelegenheit geben."

Einheiten 7 bis 8, Option 2: Übung Notfallerleben

(3) Vorstellung des „Reflexionsblattes: Vorüberlegungen zum eigenen Streitverhalten". Der Trainer teilt das „Reflexionsblatt: Vorüberlegungen zum eigenen Streitverhalten" (vgl. S. 119 im Anhang) aus und erläutert das weitere Vorgehen.

„In diesem Reflexionsblatt geht es darum, dass Sie sich zunächst in Einzelarbeit damit befassen und kurz überlegen, wie Sie selbst in Situationen, in denen es Ihnen mit Ihrem Partner zu viel wird, gewöhnlich reagieren. Es geht nicht um eine spezielle Streitsituation, sondern im ersten Schritt um eine ausführliche Beschreibung Ihrer inneren Überforderung in solchen Situationen. Auf welchen Ebenen macht sich das bemerkbar? Welches konkrete Verhalten Ihres Partners setzt Ihnen zu? Womit wäre Ihnen geholfen?

Teilen Sie sich dann im Paargespräch zunächst Ihre Selbstbeobachtungen gegenseitig mit, sagen Sie Ihrem Partner bzw. Ihrer Partnerin, wie sein oder ihr Verhalten auf Sie wirkt und anschließend, welche Verhaltensweisen von ihm bzw. ihr Ihnen in der Situation helfen würden."

(4) Ausfüllen des Reflexionsblattes. Der Trainer bittet das Paar, zunächst das Reflexionsblatt auszufüllen, bevor im nächsten Schritt eine Gesprächsübung durchgeführt wird.

(5) Paargespräch zum eigenen Streitverhalten. Nachdem die Partner jeweils ihr Reflexionsblatt ausgefüllt haben, bittet der Trainer sie, ein Paargespräch über das eigene Streitverhalten zu führen.

(6) Übungsanleitung. Der Trainer teilt das „Arbeitsblatt: Notfallvereinbarung" (vgl. S. 120 im Anhang) aus und erläutert die nächste Übung.

„Wenn Sie beide sich darüber klar geworden sind, was bei Ihnen in diesem schwierigen Streitnotfall abläuft, welches oft verhängnisvolle Zusammenspiel stattfindet bzw. welche Bedürfnisse jeder in dieser Situation hat, dann können Sie einen Schritt weitergehen und gemeinsam Absprachen treffen.

Sie können eine Notfallvereinbarung finden, wie Sie beide sich in der nächsten Notfallsituation verhalten wollen, wenn es also darum geht, aus einer unerfreulichen Entwicklung des Gesprächs auszusteigen und wie Sie eine Versöhnung und Klärung einleiten möchten. Dazu hilft Ihnen das nächste Arbeitsblatt, bei dem Sie jeden der drei Schritte erst gemeinsam nach den Regeln besprechen und dann gemeinsam ausfüllen."

(7) Paargespräch zum Treffen einer Notfallvereinbarung. Das Paar wird gebeten, ein Gespräch zum Treffen einer Notfallvereinbarung zu führen.

(8) Rückmeldung vom Trainer. Der Trainer gibt ein ausführliches Feedback zur Anwendung der Gesprächsregeln.

(9) Hausaufgabe. Als Hausaufgabe kann gegebenenfalls das noch nicht abgeschlossene Gespräch über die Notfallvereinbarung zu Ende geführt werden. Die folgende letzte Sitzung (Einheit 9) befasst sich mit dem Thema „Gemeinsame Gesprächskultur" (vgl. Kapitel 4.4.6). Zur Vorbereitung der Sitzung wird das „Reflexionsblatt: Unsere Gesprächskultur" (vgl. S. 118 im Anhang) vorgestellt und mit nach Hause gegeben. Zudem könnte durch das gemeinsame Sichten von Fotoalben, Videos etc. „in die Beziehungsgeschichte eingetaucht" werden.

4.4.6 Einheit 9: Gemeinsame Gesprächskultur

Überblick (Gesamtdauer: 50 Minuten)
1. Hausaufgabenbesprechung (5 Minuten) 2. Information: Gemeinsame Gesprächskultur (5 Minuten) 3. Übungsanleitung (5 Minuten) 4. Paargespräch „Unsere Gesprächskultur" (20 Minuten) 5. Abschließende Auswertung der Trainingssitzungen (15 Minuten)

(1) Hausaufgabenbesprechung. Wie in allen Sitzungen vorher, werden zunächst die Hausaufgaben, die zu Hause geführten Gespräche, besprochen und die Erfahrungen mit den Übungen ausgetauscht.

Einheit 9: Information Gesprächskultur

(2) Information: Gemeinsame Gesprächskultur. Der Trainer führt in das Thema der Sitzung „Gemeinsame Gesprächskultur" ein und teil das „Infoblatt: Im Gespräch bleiben" (vgl. S. 121 im Anhang) aus.

„Wahrscheinlich haben Sie selten so viel Zeit für das Gespräch über Ihre Beziehung aufgewendet wie in den vorangegangenen Sitzungen. Und vielleicht haben Sie in der Zwischenzeit die Erfahrung gemacht, dass Ihnen und Ihrer Beziehung dieser Austausch guttut. Nehmen Sie deshalb Ihre Beziehung mindestens ebenso wichtig wie all das andere, wofür Sie Zeit investieren. Und da jede partnerschaftliche Beziehung auch vom Gespräch lebt, *vereinbaren Sie hierfür am besten einen festen Zeitpunkt, an dem Sie einmal wöchentlich ein Gespräch über Ihre Beziehung führen.* Wichtig ist, dass Sie sich hierfür auch einen ungestörten und angenehmen Rahmen schaffen. Die besprochenen Themen können sehr unterschiedlich sein, wie z. B. aktuelle Ereignisse, Vorausplanungen, Problembesprechungen, Klärung von Erwartungen etc.

Für die Themenwahl sollte grundsätzlich gelten, dass jeder Partner jedes ihm wichtige Thema ansprechen kann. Wenn der andere aus irgendwelchen Gründen noch nicht dazu bereit ist, z. B. weil er zu überrascht, zu ärgerlich oder auch nur unter Zeitdruck ist, soll er automatisch die Verpflichtung übernehmen, dieses Thema bis zum nächsten Tag von sich aus noch einmal anzusprechen oder ein anderes konkretes Angebot zu machen.

Unterschiedliche Wünsche und Bedürfnisse, Meinungsverschiedenheiten, Unstimmigkeiten und die daraus resultierenden Probleme tauchen in jeder Beziehung immer mal wieder auf und sind nahezu alltäglich. Für beide Partner kann es allerdings mit der Zeit sehr belastend werden, wenn

– möglicherweise aus Mangel an Gelegenheit – ein faires Bemühen um Erleichterungen und Lösungen unterbleibt, ja eventuell Probleme oft gar nicht mehr angesprochen werden."

(3) Übungsanleitung. Der Trainer leitet auf die Übung „Unsere Gesprächskultur" über:

„Machen Sie sich anhand des bereits zu Hause ausgefüllten Reflexionsblattes ‚Unsere Gesprächskultur' in den nächsten 20 Minuten Gedanken über die folgenden Aspekte, die Sie dann im anstehenden Paargespräch nutzen können:

- Was bedeutet mir das Gespräch mit dir?
- Bei welchen Gelegenheiten ist es mir besonders wichtig?
- Was macht es mir gegebenenfalls schwer, mich auf ein Gespräch mit dir einzulassen?
- Was erleichtert es mir, mich auf ein Gespräch mit dir einzulassen?
- Wie stelle ich mir unsere ‚Gesprächskultur' vor? (Wann und wie möchte ich mich mit dir über das, was ich dir sagen möchte, unterhalten?)"

(4) Paargespräch „Unsere Gesprächskultur". Das Paar führt ein 20-minütiges Gespräch über die eigene Gesprächskultur.

Einheit 9: Paargespräch Gesprächskultur

(5) Abschließende Auswertung der Trainingssitzungen. Der Trainer tauscht sich mit dem Paar über dessen Erfahrungen in den letzten Trainingssitzungen aus.

4.4.7 Das eigene Stresserleben – ein Beispiel für weitere Paarthemen

Weitere Paarthemen

Innerhalb der Rahmenthemen der in den Kapiteln 4.4.1 bis 4.4.6 dargestellten Einheiten lässt sich eine Vielzahl von Paarthemen behandeln. Bisweilen kristallisieren sich aber bestimmte thematische Schwerpunkte heraus, die sich nur schwer zuordnen lassen. Hier bietet sich die Möglichkeit innerhalb der beschriebenen Methodik, individuell Arbeitsblätter und Reflexionsblätter als Gesprächsgrundlage anzufertigen und anstelle der Einheit 9 eine Gesprächseinheit mit dem jeweiligen speziellen Paarthema durchzuführen. Andere Einheiten sollten besser nicht ersetzt werden, da sie entweder erst die Grundlagen für einen guten partnerschaftlichen Austausch schaffen oder die Ressourcenorientierung betonen. Bei Paaren, die trotz Belastung wenig konflikthaft scheinen, können gegebenenfalls auch die Einheiten 7 und 8 (Notfallstrategien) ersetzt werden (vgl. Kapitel 4.4.5).

Als Beispiel für ein Thema, das behandelt werden könnte, gehen wir im Folgenden auf das Thema „Eigenes Stresserleben“ ein und stellen hierfür Arbeits- und Reflexionsblätter vor. Der persönliche Stress muss nichts mit dem Partner zu tun haben. Doch kann ein strukturiertes Paargespräch zu diesem Thema zu einer großen Erleichterung und zu einer besseren gegenseitigen Unterstützung führen.

Hinweis

Wenn das Thema „Stresserleben“ mit dem Paar bearbeitet werden soll, müssen in der Sitzung vorher verschiedene Arbeits- und Infoblätter (vgl. hierzu auch Engl, Ochsner-Trissl & Thurmaier, 2008) verteilt werden, die das Paar bis zu dieser Sitzung lesen bzw. bearbeiten soll.

Übersicht (Gesamtdauer: 50 Minuten)

1. Erfahrungen rückmelden lassen, Ausblick über die Sitzung (5 Minuten)
2. Eigenes Stresserleben: Nachbesprechung der verteilten Arbeits- und Infoblätter (5 Minuten)
3. Information: Eigenes Stresserleben (5 Minuten)
4. Eigenes Stresserleben: Reflexionsblatt für das Paargespräch (15 Minuten)
5. Paargespräch über das eigene Stresserleben (20 Minuten)

(1) Erfahrungen rückmelden lassen, Ausblick über die Sitzung. Das Paar sollte über seine Erfahrungen mit den Übungen, die es zu Hause durchgeführt hat, berichten. Der Trainer gibt einen kurzen Überblick zum Inhalt der Sitzung.

(2) Eigenes Stresserleben: Nachbesprechung der verteilten Arbeits- und Infoblätter. Das in der vorangegangenen Einheit zur Durchsicht und Bearbeitung mitgegebene „Infoblatt: Beispiele für persönliche Stressquellen“ (vgl. S. 122 im Anhang), das „Infoblatt: Strategien der Stressbewältigung als Paar – Beispiele“ (vgl. S. 123 im Anhang) sowie das „Arbeitsblatt: Eigene Körperempfindungen, Gedanken und Gefühle bei Stresserleben“ (vgl. S. 124 und S. 125 im Anhang) werden kurz nachbesprochen. Sie dienen der Vorbereitung für das Paargespräch in dieser Sitzung.

Information: Auswirkungen von Stress

(3) Information: Eigenes Stresserleben. Der Trainer gibt dann erste Informationen zu den Auswirkungen von Stress.

„Stress im guten Sinn, z. B. ein erregendes, erfreuliches Ereignis, eine spannende Aufgabe oder ein überraschender Erfolg, wird *Eustress* genannt. Er fördert unsere Spannkraft und Wachheit und beflügelt uns. Das Gegenteil jedoch, der negative, belastende, andauernde Stress, auch *Distress* genannt, mit dem wir uns hier beschäftigen werden, ist meistens gepaart mit Druck, Anstrengung und Zeitnot und wirkt sich sehr oft auch schlecht auf die Partnerschaftszufriedenheit und auf die Gesundheit aus.

Bei andauerndem Stress steigt das Risiko für Diabetes, Bluthochdruck, Schlaganfall und Herzinfarkt gewaltig. Ebenso werden Nerven- und Immunsystem, Konzentrations- und Gedächtnisleistungen beeinträchtigt. Typische Anzeichen dafür sind Unruhe, Schlaf- und Verdauungsprobleme, Magengeschwüre und Libidoverlust. Das Skelett wird häufig in Mitleidenschaft gezogen, was sich durch Verspannungen, Nacken- und Rückenschmerzen unangenehm bemerkbar macht. Neueste Nachrichten aus der Medizin melden sogar, dass Stress erheblich das Altern beschleunigt, da er Schäden im Erbmaterial hervorruft.

Alle diese genannten Einschränkungen im Wohlbefinden beeinträchtigen nicht nur den Einzelnen, sondern die Partnerschaft insgesamt: Viele erfreuliche gemeinsame Aktivitäten sind nicht mehr möglich, und Spaß und Lust miteinander verebben. Was bleibt, sind Gereiztheit, schlechte Stimmung, Enttäuschung, schließlich Anklagen, Vorwürfe und eine wachsende Unzufriedenheit mit der Partnerschaft."

Reflexion und Gespräch Stresserleben

(4) Eigenes Stresserleben: Reflexionsblatt für das Paargespräch. Das „Reflexionsblatt: Eigenes Stresserleben, Auslöser, Reaktionen, Konsequenzen" (vgl. S. 126 und S. 127 im Anhang) wird verteilt und soll von den beiden Partnern ausgefüllt werden. Auf Seite 1 des Reflexionsblattes sollen aktuelle Belastungen gesammelt werden. Es geht darum, aufzulisten, von welchen großen Belastungen die Partner aktuell betroffen sind, welche kritischen Lebensereignisse, Entwicklungsaufgaben, täglichen Widrigkeiten es gibt oder welche schwierigen Entscheidungen gerade anstehen.

Aus der erstellten Liste wird eine wichtige Belastungssituation (jedoch kein Paarkonflikt) ausgewählt und auf Seite 2 des Blattes anhand konkreter Fragen weiterbearbeitet:

- Welche Stressreaktionen beobachte ich in dieser Situation bei mir (Gefühle und körperliche Empfindungen, Vorstellungsbilder, Gedanken und Bewertungen)?
- Wie verhalte ich mich gewöhnlich in dieser stressreichen Situation?
- Was davon ist hilfreich?
- Was ist hinderlich?

Die Bearbeitung von Seite 2 des Blattes dient der Vorbereitung des späteren Paargesprächs. Die verschiedenen möglichen Reaktionen auf Stress (Gefühle,

Körperempfindungen, Vorstellungen, Gedanken und Bewertungen) basieren auf den Elementen der Multimodalen Mitteilung (vgl. Kapitel 4.2.5).

(5) Paargespräch über das eigene Stresserleben. Das Paar führt anhand des Reflexionsblattes ein 20-minütiges Paargespräch über das eigene Stresserleben.

5 Erweiterungen und Besonderheiten

5.1 Die Paartrainings EPL, KEK, KOMKOM und Paarlife

Erfolgreich evaluierte Paartrainings

Es gibt im deutschsprachigen Raum zahlreiche nicht evaluierte Paartrainings. Empirisch begleitet wurden lediglich das *Paarlife* von Guy Bodenmann (1999), ehemals Freiburger Stresspräventionstraining, sowie die von uns entwickelten Programme *EPL, KEK* und *KOMKOM*. Darüber hinaus wurde auch die *Partnerschule* von Rudolf Sanders evaluiert (Sanders, 2000). Diese integriert verschiedene Arbeitsmethoden, zudem können auch Einzelpersonen am Training teilnehmen, weshalb wir die Partnerschule nicht als Paartraining im engeren Sinne definieren. Die Dauer des Basisseminars der Partnerschule überschreitet mit 40 bis 60 Stunden deutlich den Umfang von Paartrainings.

EPL, KEK und KOMKOM werden im deutschprachigen Raum von mehr als 2.000 ausgebildeten und supervidierten Trainern durchgeführt. Paarlife wird überwiegend in der Schweiz angeboten. Für alle Programme liegen Übersetzungen in verschiedenen Sprachen vor.

EPL – Ein Partnerschaftliches Lernprogramm

EPL

EPL ist ein bereits 1988 entwickeltes Paarkommunikationstraining, welches aus 6 Sitzungen besteht, die jeweils zweieinhalb Stunden dauern. Das Training kann in unterschiedlicher „Verpackung“ (z. B. ein verlängertes Wochenende) mit jeweils vier jungen Paaren von zwei Trainern pro Kurs durchgeführt werden (Thurmaier, Engl & Hahlweg, 2015). Die Zielgruppe setzt sich aus Paaren zusammen, die bereits eine feste Beziehung miteinander haben, die bald heiraten werden oder jung verheiratet sind (bis zu zwei Jahren).

Die ersten drei EPL-Sitzungen sind schwerpunktmäßig dem Erlernen von Kommunikations- und Problemlösefertigkeiten gewidmet, während die nachfolgenden drei Einheiten der thematischen Anwendung des Gelernten dienen. Die Einheiten 4 bis 6 dienen intensiven, längeren Paargesprächen über die konkreten Erwartungen an die Ehe/Partnerschaft, die eigenen Wünsche zur sexuellen Begegnung und die persönlichen Wertvorstellungen zur Ehe.

KEK – Konstruktive Ehe und Kommunikation

KEK

Das Paarkommunikationstraining KEK setzt sich aus 7 dreistündigen Sitzungen zusammen, die an zwei verlängerten Wochenenden mit jeweils vier Paaren, die eine mehrjährige Beziehung haben, von zwei Trainern durchgeführt werden (Engl & Thurmaier, 1998). Die Zielgruppe sind Paare ohne Therapieindikation, die mindestens zwei Jahre verheiratet sind oder unverheiratet entsprechend lange zusammenleben. Auf den Grundlagen des EPL aufbauend stellt KEK ein in thematischer, methodischer und zeitlicher Hinsicht erweitertes Programm für die Ehebegleitung dar. So sind der Zielgruppe entsprechende zusätzliche Rahmenthemen (z. B. Veränderungen in der Partnerschaft) und ressourcenbelebende Einheiten vorgesehen. Im Vergleich zu EPL ist KEK mehr kognitiv orientiert. KEK beinhaltet Selbstreflexions- (z. B. Reflexion über eigenes Streitverhalten oder eigene Anteile an einem Problemthema) und Wahrnehmungsübungen (z. B. nonverbale Stresszeichen am Partner richtig interpretieren lernen), Informationen zu Coping-Strategien (z. B. als Veränderung des inneren Dialoges) und ausführlichere Erklärungen über psychologische Mechanismen in der Paarinteraktion (z. B. „kommunikative Teufelskreise“).

KOMKOM (KOMmunikationsKOMpetenz – Training in der Paarberatung)

KOMKOM

KOMKOM (KOMmunikationsKOMpetenz – Training in der Paarberatung) ist ein Paarkommunikationstraining und dient als Ergänzung und Bereicherung der bisherigen Eheberatungsangebote (Engl & Thurmaier, 2003a, 2016). Als zeitlich begrenztes und in Kleingruppenform durchgeführtes Programm ist es ein ökonomisches Angebot, das sich vor allem an belastete Paare wendet, die eine Beratung aufsuchen und die über Kommunikationsstörungen klagen. Es ist aber auch möglich, KOMKOM mit einem einzelnen Paar durchzuführen. Dafür können die in Kapitel 4.2 beschriebenen Vorgehensweisen als Einstieg dienen, vor allem für Partner, die noch nicht bereit sind, sich direkt miteinander auf ein Gespräch einzulassen. Dies ist wiederum eine wichtige Voraussetzung für eine Teilnahme an KOMKOM.

KOMKOM beinhaltet acht thematische Einheiten, welche sich bei der Arbeit mit einem einzelnen Paar über jeweils ca. zwei Beratungsstunden, bei der Arbeit mit Paarkleingruppen über jeweils ca. drei Beratungsstunden erstrecken. In Gruppenform angeboten, wird KOMKOM z. B. an zwei verlängerten Wochenenden für jeweils drei bis vier Beratungspaare von zwei Trainern pro Kurs durchgeführt. KOMKOM ist sehr übungsintensiv. Jedes Paar trainiert für sich in einem eigenen Raum und wird von den Trainern abwechselnd nach einer speziellen Interventionsmethode begleitet. Der Kreis der Kursleiter rekrutiert sich dabei ausschließlich aus Ehe-, Familien- und Lebensberatern sowie aus Paartherapeuten mit einer speziellen KOMKOM-Fortbildung (vgl. Kapitel 5.2). Diesen steht zur Kursdurchführung ein ausführliches Manual zur Verfügung, die Paare erhalten eigene Begleithefte.

Kursinhalt KOMKOM

Die acht Einheiten von KOMKOM beziehen sich auf folgende Themen:

- Fehler und Möglichkeiten im Paargespräch,
- unangenehme Gefühle äußern,
- Probleme lösen,
- angenehme Gefühle äußern,
- Notfallstrategien,
- gemeinsame Gesprächskultur,
- Veränderungen und Neuorientierungen,
- Stärken der Beziehung.

In den einzelnen Einheiten werden mit den Paaren grundlegende Fertigkeiten der konstruktiven Paarkommunikation, des Problemlösens, des Krisenmanagements und der Entwicklung einer beziehungsförderlichen Gesprächskultur erarbeitet und eingeübt. Jedem Paar steht dabei für die von den Trainern begleiteten Gespräche ein eigener Raum zur Verfügung. Durch die Betonung der noch vorhandenen Stärken der Beziehung (Ressourcenarbeit) werden die vorhandenen Problembereiche in eine realistische Relation gesetzt und positive Reziprozitätsprozesse gefördert. Mithilfe von Impulsreferaten wird den Paaren Hintergrundwissen über funktionale Zusammenhänge ihrer Beziehung vermittelt. Hierbei werden ihnen allgemeinverständliche Erklärungsmodelle, sog. Plausibilitätsmodelle (z. B. über Teufelskreise, Zwangsprozesse etc.) angeboten, die ihnen helfen, die eigene Paarsituation auf der konkreten Verhaltensebene zu analysieren und gezielt zu verbessern. Dazu kommen Übungen zur Selbstreflexion und zum internen Stresscoping. Diese Übungen dienen der Einstellungsveränderung, weg von einer unreflektierten Beschuldigung des Partners, hin zu einer differenzierten Sichtweise auch der eigenen Anteile. Zusammen mit den positiven Erfahrungen, die die Partner während der Arbeitseinheiten mit der verbesserten Paarkommunikation machen können, unterstützen diese Einstellungsveränderungen eine andauernde Verbesserung der Beziehung.

Von den teilnehmenden Paaren und den durchführenden Trainern erhalten wir auch unabhängig von der bereits abgeschlossenen wissenschaftlichen Begleitung immer wieder sehr erfreuliche Rückmeldungen. Auch wenn KOMKOM ein verhaltenstherapeutisch konzipiertes Programm ist, lässt es sich – nach entsprechender Fortbildung – auch in die Arbeit von fachlich anderweitig orientierten Kollegen integrieren. Einen entsprechend mutmachenden Erfahrungsbericht mit detaillierten Einblicken in den Kursablauf haben die beiden überwiegend tiefenpsychologisch orientierten Kolleginnen Cordula von Ammon und Karin Walker verfasst (v. Ammon & Hawickhorst-Walker, 2005).

Paarlife

Paarlife

Im Paarlife-Training wird Paaren aufgezeigt, wie sie mit Alltagsbelastungen besser umgehen können (Bodenmann, 2016). Dabei wird einerseits die Verbesserung der individuellen Stressbewältigung (z.B. Vermeidung von unnötigem Stress, Aufbau von stressinkompatiblen Verhaltensweisen, Verbesserung des Umgangs der Situationswahrnehmung, Aufbau von gedanklichen Stressbewältigungsstrategien, Entspannung usw.), andererseits aber auch die Verbesserung der partnerschaftlichen Bewältigung von Stress (z.B. Möglichkeiten des Paares, gemeinsam mit Stress umzugehen) angestrebt. In diesem Rahmen wird eingeübt, wie man Stress beim Partner bzw. der Partnerin besser wahrnehmen kann, wie eigener Stress besser mitgeteilt, mit Konflikten in der Partnerschaft umgegangen werden kann und wie Alltagsprobleme effizienter gelöst werden können. In den Trainings wird in Gruppen von vier bis sechs Paaren mit zwei bis drei Trainern gearbeitet. Die gesamte Dauer des Trainings beträgt 15 Stunden und findet in der Regel als Wochenendkurs statt.

5.2 Die KOMKOM-Trainer-Fortbildung

Der Erfolg der Paartherapie ist zu einem wesentlichen Teil von der Qualität der in der Therapie geführten Gespräche abhängig. Hierzu bedarf es aber wiederum eines sicher beherrschten Repertoires an Gesprächsführungskompetenzen. Leider ist die Ausbildungspraxis vorrangig auf die Gesprächsführung mit Einzelpatienten ausgerichtet, der adäquate Umgang mit negativen Eskalationen bei einem Paar oder einer Familie wird nicht immer ausreichend erlernt. Um das Risiko von Therapieabbrüchen oder vorschnellen Notlösungen (Wechsel des Settings zur Einzeltherapie) zu minimieren, ist eine Fortbildung für die Gesprächsführung mit Paaren und Familien zu empfehlen.

Zwei 3-Tagesblöcke

Die KOMKOM-Trainer-Fortbildung richtet sich an Paarberater und Paartherapeuten. Sie findet an zweimal 3 Tagen mit maximal 14 Teilnehmern statt, sodass eine intensive Kleingruppenarbeit gewährleistet ist.[3] In der Fortbildung wird die Methodik anhand zahlreicher Rollenspiele vorgestellt und eingeübt.

- Auf der Grundlage förderlicher Kommunikationsregeln gehen die Teilnehmer in der Trainerrolle ausschließlich auf die Form (nicht auf den Inhalt) des Paargesprächs ein, indem sie die gelungene Anwendung eben dieser Regeln verstärken, Verletzungen sofort korrigieren und alternativ dazu ein

3 Weitere Informationen zur Fortbildung finden sich unter www.institutkom.de.

konstruktives Gesprächsverhalten vorschlagen. Hierzu werden die entsprechenden Interventionen vermittelt und in Kleingruppen unter Anleitung der Referenten im Rollenspiel geübt.
- Lernziel ist, dass die Teilnehmer nicht nur unterschiedlichste Kommunikationsfehler, wie z.B. verletzende Andeutungen, Scheinvorschläge, Schuldzuschreibungen, rasch erkennen, sondern auch den Paaren Alternativen schlüssig vermitteln und eine unmittelbare Gesprächsbegleitung in der Trainerrolle übernehmen können.

Über diese Basisinterventionen hinaus wird auch ein Intervenieren auf der Metaebene vorgestellt:
- Es wird eingeübt, wie z.B. bei chronifizierten Interaktionsschwächen das Gespräch unterbrochen wird. Hierfür werden paartypische Interaktionsmuster herangezogen, um konstruktive Alternativen im Dialog deutlich zu machen.
- Des Weiteren wird geübt, wie die Erlebensebenen der Partner im Gespräch eine positive Erweiterung erfahren können: Über die Modalitäten des beobachtbaren Verhaltens und der Gefühlsebene hinaus gibt es noch einige weitere, die systematisch in die Interventionen miteinbezogen werden können, z.B. Körperempfindungen, innere Bilder. Dadurch werden die Fähigkeiten zur Selbstreflexion und differenzierten Partnerwahrnehmung geschult. Auch kann dieses Vorgehen bei geschlechtsspezifischen Unterschieden im Verarbeiten und Ausdruck des Erlebens neue Brücken der Mitteilung zwischen den Partnern bauen.

Ergänzend zu den genannten Fertigkeiten der Gesprächsbegleitung wird anhand des Ablaufs der einzelnen Einheiten geübt, wie diese einer Paargruppe am besten präsentiert werden. Es wird auch dargelegt, wie das Training im Einzelpaarsetting durchgeführt werden kann.

Spezielle Interventionsmethodik

Ziele dieser Fortbildung sind,
- die Teilnehmer in dieser speziellen Interventionsmethodik zu schulen, die dann in die individuelle Paarberatungsarbeit integriert werden kann,
- dabei besonders interessierte und geeignete Teilnehmer zu gewinnen, die entweder im Einzelsetting (mit einem Paar) oder zusammen mit einem Co-Trainer für eine Paargruppe das standardisierte Kursangebot durchführen.

Für die Durchführung von KOMKOM wurde ein Manual erstellt (Engl & Thurmaier, 2003). Die Kursleiter finden darin neben dem theoretischen Hintergrund vor allem eine detaillierte Anleitung für alle acht Einheiten.

5.3 Nutzung anderer Medien

Im Folgenden werden einige Medien angeführt, die optional in der Paartherapie bzw. im Paartraining eingesetzt werden können.

Einsatz interaktiver DVDs zur Paarkommunikation

Basierend auf den in Kapitel 5.1 beschriebenen Kommunikationstrainings wurden drei interaktive DVDs zum Thema „Gelingen von Beziehungen" produziert. Die DVDs wurden vom Bayerischen Staatsministerium für Arbeit und Sozialordnung, Familie und Frauen gefördert und von der Münchner Firma Preview Production erstellt.

DVDs für drei Paargenerationen

Die drei DVDs (Engl & Thurmaier, 2007, 2010, 2012a) sind auf die Lebenswelten von jungen bis älteren Paaren zugeschnitten, die von renommierten Schauspielern dargestellt werden. DVD 1 wurde für junge Paare, DVD 2 für (Eltern-)Paare in mehrjähriger Beziehung und DVD 3 für (Großeltern-)Paare entwickelt. Die DVDs haben eine Gesamtspieldauer von bis zu zwei Stunden. Jede DVD[4] enthält zudem ein 74- bis 86-seitiges Booklet. Die DVD 1 wird an allen bayerischen Standesämtern im Rahmen der Broschüre „Wir heiraten" kostenlos verteilt. Die DVD 2 ist verbunden mit einer ausführlichen Anleitung auch enthalten in Engl und Thurmaier (2012c).

Kommentare zu jeder Filmsequenz

Die Filmpaare (DVD 1: Sarah und Stefan, DVD 2: Susanne und Thomas, DVD 3: Inge und Heinz) geraten in einige typische Situationen mit Konfliktpotenzial, die sich schnell in eine Stresssituation wandeln können. Zu den jeweils vorhandenen vier Ausgangssituationen auf den DVDs gibt es darauf abgestimmte Filmsequenzen, die drei mögliche Reaktionsvarianten (Kampf-, Flucht- oder Klärungsreaktion) darstellen. In diesen Filmausschnitten werden bereits erste Konsequenzen der vorangegangenen Reaktion deutlich. Danach werden die Szenen der jeweiligen Varianten noch einmal aufgerollt und detailliert kommentiert, sodass sowohl Fehler als auch konstruktive Möglichkeiten der Paarkommunikation genau ersichtlich werden. Zu beachten ist, dass die Figuren in den unterschiedlichen und aufeinanderfolgenden Lösungsvarianten keine Entwicklung durchlaufen, sondern jeweils so spielen, als ob der jeweilige Interaktionsstil schon Gewohnheit ist.

Die Menüsteuerung der DVDs erlaubt unterschiedliche Nutzungsvarianten bei gleichzeitig einfacher Bedienung, sei es im DVD-Player oder im DVD-Laufwerk. Im Rahmen der Paartherapie sollte der Therapeut für das Paar geeignet erscheinende Szenen vorab heraussuchen, sich mit den dazugehö-

4 Ein Bezug der DVDs ist über www.institutkom.de möglich.

rigen Kommentaren vertraut machen und dann die entsprechenden Filmsequenzen in der Therapie abspielen und besprechen.

Hausaufgaben

Paaren, bei denen mit einer gewissen Compliance zu rechnen ist, kann eine DVD auch als Hausaufgabe bis zur nächsten Sitzung mit nach Hause gegeben werden. Der Therapeut sollte dem Paar empfehlen, sich mindestens eine halbe Stunde Zeit zu nehmen und es sich vor dem Bildschirm gemütlich zu machen. Dann soll eine der vier Ausgangsituationen aus dem DVD-Hauptmenü ausgewählt und mindestens einmal abgespielt werden. Die DVD hält am Ende der Szene automatisch an. Vor dem Weiterklicken soll kurz überlegt werden:

- Welche – teilweise unterschiedlichen – Gefühle und Bedürfnisse des Filmpaares werden in der Szene spürbar?
- Wie würde es mir in einer solchen Situation gehen?
- Wie würde ich reagieren?

Im Anschluss sollen sich die Partner kurz miteinander austauschen, bevor die erste Reaktionsvariante angesehen wird. Jetzt kann reflektiert und diskutiert werden, welche Verhaltensweisen einem bekannt vorkommen und wohin eine solche Reaktionsweise führen kann. Anschließend sollte unbedingt der entsprechende Kommentar angehört werden, der die Schlüsselstellen von Misslingen oder Gelingen offenlegt.

Mit den beiden weiteren Reaktionsvarianten sollte genauso verfahren werden, wobei die Überlegung besonders wichtig ist, welche der gezeigten Verhaltensweisen ein jeder von der positiven Variante „Klärung“ für sich übernehmen kann. Das Nachlesen im Booklet wird ebenso empfohlen.

DVD Paarlife

Wie für das EPL-, KEK- und KOMKOM-Programm wurde auch für das Paarlife-Programm (vgl. Kapitel 5.1) filmisches Begleitmaterial entwickelt. Die DVD „Paarlife – Glücklich zu zweit trotz Alltagsstress“ (Bodenmann, Schär & Gmelch, 2008) bietet den Paaren die Möglichkeit, sich die vollständigen Paarlife-Trainingsinhalte im Selbststudium anzueignen oder als Ergänzung zu einem Paarlife-Training weiter zu vertiefen. Neben Interviews, animierten Präsentationen und Videosequenzen befinden sich auf der DVD auch interaktive Übungen.

Die Onlineversion von Paarlife

Paarlife-Onlineversion

Als Weiterentwicklung der Partnerschafts-DVD für Paarlife gibt es eine von Guy Bodenmann und Thomas Berger entwickelte Online-Adaption,[5] die über fünf bis sechs Wochen à mindestens eine Stunde folgende Themenblöcke

5 Vgl. https://www.online-therapy.ch/paarlifestudie/index.php

beinhaltet: Stress allgemein, Stress und Partnerschaft, Stressmanagement individuell und gemeinsam als Paar, Kommunikation in Stressphasen, gemeinsame Lösungsfindung. Vermittelt werden die Inhalte durch Filmszenen, Interviews, Demonstrationen eines Paarcoachings und praktische Übungen. Als Präventionsprogramm ist es nicht für Paare in akuten Krisen gedacht. Paare können nur gemeinsam teilnehmen. Eine Evaluierungsstudie, an der Paare kostenlos teilnehmen können, ist noch nicht abgeschlossen.

Das Onlineprogramm Paarbalance

Paarbalance Onlineprogramm

Paarbalance ist ein Online-Coaching im Selbsthilfeformat zum Thema Partnerschaft, das von Judith Gastner und Ludwig Schindler entwickelt wurde (Gastner, Schindler, Metz & Zuber, 2018). Es umfasst als Einstieg einen Partnerschaftsfragebogen, mit dessen Hilfe ein Beziehungsprofil erstellt wird, sowie 18 Coaching-Einheiten zu verschiedenen Themen (z. B. Beziehungskonto, Streitkultur, Rituale und Gemeinsamkeiten etc.), die jeweils aus einem psychoedukativen Video, zwei Übungen sowie einer Hausaufgabe bestehen. Die Bearbeitung einer Einheit dauert ca. 15 Minuten. Die Gesamtdauer des Programms hängt von der Geschwindigkeit des Nutzers ab (je nachdem wie viele Einheiten pro Woche bearbeitet werden). Die Entwickler empfehlen, das Programm innerhalb von drei Monaten zu bearbeiten. Paarbalance ist für einzelne Nutzer konzipiert und kann somit von beiden Partnern, aber auch von nur einem Partner absolviert werden. Es dient als Ergänzung zur Einzel- und Paartherapie bzw. -beratung. Die Ergebnisse zweier wissenschaftlicher Studien, die u. a. die Wirksamkeit von Paarbalance im Hinblick auf Partnerschaftszufriedenheit und -stabilität untersuchen, stehen noch aus.

Die Beziehungsapp Paaradies mit begleitender Website

Internet und Smartphones verändern die Kommunikationskultur der Gesellschaft rasant. Gerade jüngere Leute verbringen sehr viel Zeit mit dem Blick auf das Display und passen ihre Kommunikationswege den technischen Gegebenheiten an. Das Smartphone ist quasi zum Lebensbegleiter geworden.

App Paaradies

Um den veränderten „User“-Gewohnheiten Rechnung tragen zu können, entwickeln wir derzeit mit entsprechend spezialisierten Firmen eine App sowie eine begleitende Website. Das Projekt wird vom Bayerischen Staatsministerium für Arbeit und Soziales, Familie und Integration gefördert. Die App soll 2020 in den entsprechenden Stores von Apple und Google kostenlos zum Download bereitstehen.

Im Mittelpunkt der umfangreichen App wird der partnerschaftliche Umgang miteinander stehen. Die App soll mit zahlreichen Funktionen versehen sein, die Partner dazu animieren, regelmäßig Zeit in gelungene Gespräche zu investieren, sich gegenseitig wertzuschätzen sowie besondere Momente ihrer Beziehung festzuhalten. Weiterführende Informationen werden Interessierte auf der begleitenden Website erhalten. Zentrale Schwerpunkte sind hier wissenswerte Inhalte rund ums Thema Paarkommunikation sowie Fragebögen. App und Website folgen inhaltlich den Konzepten unserer Paarkommunikationstrainings.

6 Evidenzlage und wissenschaftliche Beurteilung

6.1 Zur Wirksamkeit von Paartherapie

Durch zahlreiche Wirksamkeitsstudien in den letzten gut 30 Jahren konnte belegt werden, dass Paartherapie die Partnerschaftszufriedenheit und die Interaktion zwischen den Partnern nachhaltig verbessern kann (Schindler et al., 2019). So kamen z.B. Shadish und Baldwin (2003, 2005) in ihrer Analyse von sechs Metaanalysen zu dem Schluss, dass Paartherapie grundsätzlich wirksam ist und deren Effektstärke vergleichbar den Effektstärken von individuellen oder pharmakologischen Therapien ist.

Erfolgskriterien

Eine Schwierigkeit der Bewertung der Wirksamkeit besteht darin, dass Erfolge oder Misserfolge einer Paartherapie sich nicht so klar definieren lassen wie Erfolg oder Misserfolg einer Einzeltherapie, der sich ein Patient mit einer mehr oder weniger gut zu diagnostizierenden Störung unterzieht. Eine geringe Partnerschaftszufriedenheit ist keine Krankheit, auch wenn sie buchstäblich krank machen kann. Ein Paartherapieerfolg könnte also einerseits in einer Verbesserung der Zufriedenheit und damit einer Stabilisierung der Paarbeziehung bestehen. Andererseits könnte es aber auch als Erfolg gewertet werden, wenn die Partner aufgrund der Paartherapie in die Lage versetzt werden, sich bewusst gegen eine krankmachende Beziehung zu entscheiden, und sie so manchmal erst befähigt werden, sich zu trennen oder zu scheiden. Wenn das dann noch ohne „Rosenkrieg" gelingt, ist es nicht selten für die Beteiligten, auch für die Kinder, die beste Lösung.

Viele der bislang praktizierten Paartherapie- und Beratungsformen sind bis heute kaum oder gar nicht empirisch abgesichert. Snyder, Whisman und Castellani (2006) identifizierten fünf Paartherapieverfahren, die als evidenzbasiert gelten können, wobei die Anzahl der zugrunde liegenden randomisiert-kontrollierten Studien sehr differiert, wie auch die Zeitpunkte der Veröffentlichungen: Traditionelle verhaltenstherapeutische Paartherapie (TVP), Kognitiv-verhaltenstherapeutische Paartherapie (KVP), Emotionsfokussierte Paartherapie (EFP), Integrative Paartherapie (IPT) und Einsichtsorientierte Paartherapie (EPT).

Speziell Kognitiv-verhaltenstherapeutische Paartherapien (KVPT) sind mittlerweile sehr umfangreich untersucht worden. Gut 40 Jahre ist die verhaltenstherapeutische bzw. die Kognitiv-verhaltenstherapeutische Paartherapie (KVPT) nun schon alt. Von Beginn an war sie als eine Therapie mit beiden Partnern im Therapiesetting angelegt. Die Interventionen dienten dazu, negative Paarinteraktionen zu reduzieren und förderliche Interaktionen aus- bzw. erst einmal aufzubauen. Keine andere Paartherapieform wurde bisher so intensiv untersucht wie die KVPT mit mehr als 30 kontrollierten Studien, wobei sich Effektstärken von 0,71 bis 0,95 zeigten (Hahlweg, 2014). KVPT beinhaltet Diagnostik, Aufgaben zur Steigerung der positiven Reziprozität, Kommunikations- und Problemlösetraining und kognitive Interventionen (z. B. Lutz, 2006).

Wirksamkeit von KVPT

Interventionen zur kognitiven Umstrukturierung und Veränderung destruktiver, automatischer und irrationaler Gedanken und Einstellungen zur Paarbeziehung erweisen sich dann als sinnvolle Ergänzung, wenn belastete Paare ungünstige stabile und globale Attributionen haben (z. B. „Ich darf niemals streiten, weil das der Anfang vom Ende unserer Beziehung wäre").

Hinzu kamen in den vergangenen Jahren Ansätze, die zum einen die Fähigkeit der Partner, mit Stress umzugehen, verbessern und zum anderen versuchen, die gegenseitige Akzeptanz und Toleranz zu steigern. Letztere spielen seit etwa 2000 als integrativ-verhaltenstherapeutische Konzeptionen der Paartherapie eine deutlich größere Rolle. Die hier eingesetzten Akzeptanzstrategien kommen Paaren zugute, deren Probleme unlösbar scheinen, die aber trotzdem den Wunsch haben, ihre Probleme gemeinsam anzugehen. Zentral ist hierbei die Vertiefung der gegenseitigen Akzeptanz im Gegensatz zu klassischen verhaltenstherapeutischen Strategien, die auf eine Änderung des spezifischen Verhaltens abzielen. Die Akzeptanz der von den Partnern nicht lösbaren Problembereiche in ihrer Partnerschaft bedarf häufig der gegenseitigen, konstruktiven Anpassung und eines Perspektivenwechsels. So führt z. B. die Erkenntnis, dass der Partner das unerwünschte Verhalten nicht zeigt, um mich zu ärgern, sondern weil er oft nicht anders kann, zu einer größeren Akzeptanz, obwohl das störende Verhalten als solches gar nicht verändert wurde.

Neben der Indikation für Paare mit Beziehungsstörungen bietet sich KVPT aufgrund seiner Stringenz auch als Intervention bei individuellen psychischen Störungen an, wenn der Partner des Patienten miteinbezogen werden kann.

Man kann insgesamt davon ausgehen, dass sich nach einer KVPT 40 bis 50 % der Paare in ihrer Beziehungsqualität erheblich und ca. 30 % nur leicht und kurzfristig verbessern. Etwa 15 % der Paare lösen die Beziehung im Anschluss an die Paartherapie auf. Allerdings ist dabei schwer zu entscheiden, ob dies als Erfolg oder Misserfolg verbucht werden kann, ist eine Trennung für manche Paare doch oft die letzte Rettung aus einem unerträglich gewordenen, krankmachenden System.

Wirksamkeit

In einer kontrollierten Langzeitstudie mit 81 eingangs belasteten Paaren über 11 Jahre zeigte sich nach KVPT eine Scheidungsrate von 28 % gegenüber 53 % in der Kontrollgruppe (Hahlweg & Richter, 2010). Dabei kam das bekannte Kommunikationstraining EPL (Ein Partnerschaftliches Lernprogramm) zum Einsatz (Thurmaier, Engl & Hahlweg, 2015). Paarkommunikationstrainings, in teils sehr unterschiedlicher Form, waren schon immer fester Bestandteil der KVPT.

Kommunikationstraining als Bestandteil

6.2 Evidenzlage der Paartrainings

EPL

Die langfristigen Effekte auf die Kommunikations- und die Ehequalität, die durch die Teilnahme am EPL-Training erzielt werden können, konnten mittlerweile in mehreren Studien empirisch belegt werden (Thurmaier, Engl & Hahlweg, 1999; Job et al., 2014). In Engl, Thurmaier und Hahlweg (2019) werden die Ergebnisse einer 25-jährigen Studie referiert. Von den ursprünglich 96 Paaren (64 EPL- und 32 Kontrollgruppenpaare), die vor 25 Jahren in die Stichprobe eingingen, waren zur 5-Jahre-Erhebung noch 57 Paare (44 EPL- und 13 KG-Paare) verblieben. Bis zu diesem Zeitpunkt waren 25 % nicht mehr erreichbar (Drop-Out), 11,1 % hatten sich vor der Eheschließung getrennt, und 9,7 % waren bereits geschieden.

EPL-Follow-ups bis 25 Jahre

Hierbei unterschieden sich die Trennungs- und Scheidungsraten (wie schon bei den vorangegangenen Messzeitpunkten nach 1,5 und nach 3 Jahren) signifikant: 9,8 % der EPL-Paare trennten sich vor Eheschließung gegenüber 14,3 % der KG-Paare. Nur 3,9 % der EPL-Paare ließen sich innerhalb der fünf Jahre scheiden, dagegen kam es bei 23,8 % der KG-Paare zu einer Scheidung.

Signifikant niedrigere Scheidungsraten

Durchwegs höhere Ausfall-, Trennungs- und Scheidungsraten der Kontrollpaare gegenüber den EPL-Paaren bei allen Katamnesen legen die Vermutung nahe, dass die Unterschiede in der Entwicklung der Kommunikations- und der Ehequalität zwischen den Gruppen eher unterschätzt wurden. Es dürften im Verhältnis wesentlich mehr Kontrollgruppenpaare mit diesbezüglich ungünstigen Werten aus der Stichprobe gefallen sein als EPL-Paare. Dennoch weist das EPL auch gegenüber den verbliebenen Kontrollpaaren für ein präventives Programm mit ursprünglich glücklichen Paaren langfristig respektable Effektstärken auf (mittlere *ES* Ehezufriedenheit und Gesprächsverhalten nach drei Jahren $d = 0{,}70$, nach fünf Jahren $d = 0{,}59$).

Immerhin wurden nach 25 Jahren noch 44 (33 EPL- und 11 KG-Paare) der zur 5-Jahres-Erhebung verbliebenen 57 Paare erreicht. Die Gesamt-Drop-Out-Rate seit Studienbeginn ist mit nur 38,5 % sehr niedrig. Von den 44 Paaren lebten noch 39 zusammen (29 EPL- und 10 KG-Paare). 4,9 % der EPL-Paare hatten sich vergleichsweise kurz vor der 25-Jahres-Erhebung in der Ehe getrennt, allerdings (noch) keine Scheidung eingeleitet. Bei der Kontrollgruppe betraf dies einen Anteil von 5,3 %. Leider ist bei 3,4 % der EPL-Paare jeweils ein Partner zwischenzeitlich verstorben. Seit der 5-Jahres-Erhebung wurden keine weiteren Scheidungen angegeben, das bedeutet auch, dass der signifikante Unterschied der Scheidungsrate zwischen EPL- und KG-Paaren bestehen bleibt (Drop-Out-bereinigt: EPL 4,9 %, KG 26,3 %; $p = 0{,}016$).

In Abbildung 5 sieht man die Entwicklung der Scheidungsraten von EPL- und Kontrollgruppenpaaren seit der ersten Katamnese nach eineinhalb Jahren.

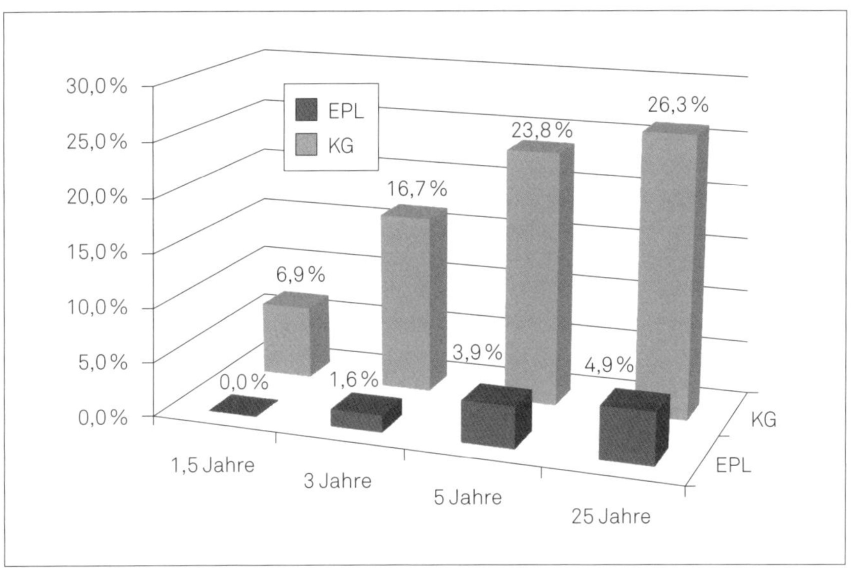

Abbildung 5: Scheidungsraten EPL- und Kontrollgruppenpaare

Nimmt man alle Trennungen und Scheidungen zusammen, bleibt auch nach 25 Jahren ein signifikanter Gruppenunterschied (Chi^2 $p = 0{,}010$, Sterbetafelverfahren $p = 0{,}004$), ein weiterer Beleg, dass die Teilnahme an EPL das Trennungs- und Scheidungsrisiko deutlich und langfristig reduziert.

Die Follow-up-Ergebnisse nach 11 Jahren aus einer weiteren kontrollierten EPL-Langzeitstudie mit 81 (hier eingangs meist unzufriedenen) Paaren zeigten: Auch nach so langer Zeit und bei der schwierigeren Klientel gab es (bei gleicher Ausgangslage) noch hochsignifikante Unterschiede. So war die Scheidungsrate bei Paaren mit EPL (27,5 %) nach dieser Zeit nur halb so hoch wie bei Paaren ohne EPL (52,6 %). Die EPL-Paare werteten das Gelernte immer noch als sehr nützlich (Hahlweg & Richter, 2010).

KEK

KEK 3-Jahres-Studie

Das KEK wurde erstmals in einer quasi-experimentellen Langzeitstudie über drei Jahre untersucht, in dessen Rahmen 48 Paare am KEK und 25 Paare an einer, vom zeitlichen Aufwand her vergleichbaren, kirchlichen Ehebegleitung teilnahmen (Engl & Thurmaier, 2001). Die Paare waren im Mittel 12 Jahre verheiratet und hatten durchschnittlich zwei Kinder im schulpflichtigen Alter. Von den KEK-Paaren waren zwei Drittel mit ihrer Partnerschaft unzufrieden. Im Ergebnis kommunizierten die KEK-Paare signifikant positiver mit ihrem Partner als die Kontrollpaare bei einem Vergleich vor und nach dem Training. In Hinblick auf die Ehezufriedenheit zeigte sich bei allen KEK-Paaren eine signifikante Verbesserung. Bezüglich der Problembelastung in der Partnerschaft war festzustellen, dass die KEK-Paare nach dem Training signifikant erfolgreicher mit Konflikten umgehen konnten als die Kontrollpaare. Kein Unterschied zwischen den beiden Gruppen zeigte sich in Hinblick auf psychische und psychosomatische Beschwerden, die in beiden Gruppen signifikant abnahmen. Bis zur Nachuntersuchung nach drei Jahren blieben die gefundenen Veränderungen stabil. Keines der untersuchten KEK-Paare ließ sich im Erhebungszeitraum scheiden, weniger als 5 % gaben an, sich getrennt zu haben.

Anders als beim EPL fand sich in der KEK-Studie ein hoher Anteil an bereits zur Eingangserhebung unzufriedenen Paaren. Die mittleren Effektstärken zu Post betrugen bei der Verbesserung der Ehequalität/Kommunikationsqualität bei anfänglich zufriedenen Paaren d=0,91/2,30, bei anfänglich unzufriedenen Paaren d=1,04/1,12. Die besonders hohe kurzfristige Effektivität bei stark belasteten Paaren – die ursprünglich nicht zur Zielgruppe gehörten – führte dann zur Entwicklung des KOMKOM-Trainings. Die mittleren Effektstärken nach eineinhalb Jahren betrugen bei der Verbesserung der Ehequalität/Kommunikationsqualität bei anfänglich zufriedenen Paaren d=0,61/0,61, bei anfänglich unzufriedenen Paaren d=1,05/1,03.

KOMKOM

KOMKOM-3-Jahres-Studie

Eine ausführliche Darstellung der mit KOMKOM kurz- und langfristig erzielten Resultate findet sich in Engl und Thurmaier (2016). Hier soll nur ein kurzer Überblick gegeben werden: Mit der dreijährigen wissenschaftlichen Begleitung einer Münchner Paarstichprobe wurde die erste und bislang einzige Langzeitstudie innerhalb der deutschen Eheberatung durchgeführt. Die kurz- und langfristigen Ergebnisse sind ausgesprochen ermutigend. Die anfangs noch hoch belasteten Paare waren nach dem KOMKOM-Training in allen erhobenen Bereichen deutlich und dauerhaft zufriedener.

Die lang anhaltenden Verbesserungen erstrecken sich auf die Kommunikationsqualität, die körperlichen und seelischen Allgemeinbeschwerden, die Problembelastung und ebenso auf verschiedene Bereiche der Beziehungsqualität wie die jeweilige Zufriedenheit mit Gemeinsamkeit, mit der Freizeitgestaltung, mit Sexualität. Auch die Zufriedenheit mit der Kindererziehung erhöht sich nach dem Kurs deutlich. Männer und Frauen profitieren gleichermaßen. Die Teilnehmer selbst sind hochzufrieden mit dem Programm, das die bislang besten kurz- und mittelfristigen Ergebnisse deutscher Eheberatungsstudien vorlegen konnte. Die Langzeitergebnisse, für die es in Deutschland noch keinen Vergleich gibt, untermauern die Nachhaltigkeit dieses Programms: So kam es bei den anfänglich hochbelasteten Paaren der Münchner Stichprobe im Vergleich zur Erhebung vor dem KOMKOM-Training auch nach drei Jahren noch zu einer mittleren Entlastung von negativen Kommunikationsanteilen um 50 %, von ungelösten Problemen (PL) um 47 % und von seelischen und körperlichen Allgemeinbeschwerden um 28 %.

In Anbetracht dessen, dass zwei Drittel der Partner sich vor dem Kurs mit Trennungsgedanken beschäftigten, erachten wir die Trennungsrate von 17 % nach eineinhalb Jahren und von 25 % nach drei Jahren als relativ gering. Leider liegen bislang keine Vergleichsdaten aus deutschen Studien vor, wie viele Paare sich nach einer Eheberatung trennen. Schätzungen im Berater-Kollegenkreis gehen von etwa 50 % aus.

Bei den verbliebenen Paaren ergaben sich nach drei Jahren gemittelte Effektstärken für die Verbesserung der Ehequalität/Kommunikationsqualität von $d = 0{,}63/0{,}060$. Dabei gab es keine signifikanten Geschlechtsunterschiede. In der KOMKOM-Studie gelang es auch, die getrennten Partner zu befragen: Bei 90 % der Getrennten war die Zufriedenheit mit KOMKOM sehr hoch. Nach Aussagen von 50 % der getrennten Partner trug KOMKOM dazu bei, wenigstens besser mit der Trennung umzugehen (Thomas, 2005).

Paarlife

Paarlife-Studie

Paarlife ist der neue Name des früher Freiburger Stresspräventionstraining (FSPT) genannten Paarprogramms (in englischsprachigen Artikeln Couples Coping Enhancement Training [CCET]). In einer Stichprobe von 143 Schweizer Paaren (davon 70 Kontrollgruppenpaare) mit einer mittleren Partnerschaftsdauer von 14 Jahren (bei FSPT) konnten signifikante Verbesserungen der Ehequalität erzielt werden, die auch nach einem Jahr noch stabil blieben (Bodenmann, Charvoz, Cina & Widmer, 2002). Die Effektstärken für die Verbesserung der Ehequalität (PFB) nach einem Jahr betrugen $d = 0{,}26$ für Männer und $d = 0{,}56$ für Frauen.

7 Literatur

Ammon, C. von & Hawickhorst-Walker, K. (2005). Von „ausgesprochen unerhört!" zu ausgesprochen und gehört. Über die Kunst des Mitteilens und des Hörens. Ein Erfahrungsbericht aus EFL-Perspektive über die Wirkung des KOMmunikation-KOMpetenz-Trainings auf Paare. *Blickpunkt EFL-Beratung, 1,* 62–67.

Andreß, H.-J. (2004). Wenn aus Liebe rote Zahlen werden. Über die wirtschaftlichen Folgen von Trennung und Scheidung. *Informationsdienst Soziale Indikatoren, 31,* 1–5.

Baucom, D., Fischer, M., Corrie, S., Worrell, M. & Boeding, S. (2019). *Treating relationship distress and psychopathology in couples: A cognitive-behavioural approach.* London: Routledge. https://doi.org/10.4324/9781315626413

Bodenmann, G. (1999). Das Freiburger Stresspräventionstraining (FSPT): Theoretischer Hintergrund und empirische Wirksamkeit. In P. Kaiser (Hrsg.), *Partnerschaft und Paartherapie* (S. 293–304). Göttingen: Hogrefe.

Bodenmann, G. (2009). *Depression und Partnerschaft*. Bern: Huber.

Bodenmann, G. (2016). *Lehrbuch Klinische Paar- und Familienpsychologie*. Göttingen: Hogrefe.

Bodenmann, G., Charvoz, L., Cina, A. & Widmer, K. (2002). Prevention of marital distress by enhancing the coping skills of couples: 1-year follow-up-study. *Swiss Journal of Psychology, 60* (1), 3–10.

Bodenmann, G., Schär, M. & Gmelch, S. (2008). *Glücklich zu zweit trotz Alltagsstress* [DVD]. Verfügbar unter: www.paarlife.com

Brown, S. L. (2010). Marriage and child well-being: Research and policy perspectives. *Journal of Marriage and the Family, 7,* 1059–1077. https://doi.org/10.1111/j.1741-3737.2010.00750.x

Bundesministerium für Familie, Senioren, Frauen und Jugend (Hrsg.). (2013). *14. Kinder- und Jugendbericht. Bericht über die Lebenssituation junger Menschen und die Leistungen der Kinder- und Jugendhilfe in Deutschland.* Berlin: BMFSFJ. Verfügbar unter: https://www.bmfsfj.de/blob/93146/6358c96a697b0c3527195677c61976cd/14-kinder-und-jugendbericht-data.pdf

Buss, D. M. (2004). *Evolutionäre Psychologie*. München: Pearson.

Caldwell, B. E., Woolley, S. R. & Caldwell, C. J. (2007). Preliminary estimates of cost-effectiveness for marital therapy. *Journal of Marital and Family Therapy, 33*, 392–405. https://doi.org/10.1111/j.1752-0606.2007.00038.x

Coyne, J. C., Rohrbaugh, M. J., Shoham, V., Sonnega, J. S., Nicklas, J. M. & Cranford, J. A. (2001). Prognostic importance of marital quality for survival of congestive heart failure. *American Journal of Cardiology, 88* (5), 526–529. https://doi.org/10.1016/S0002-9149(01)01731-3

Cummings, E. M. & Davies, P. T. (2010). *Marital conflict and children. An emotional security perspective*. New York: Guilford.

Ditzen, B., Hahlweg, K., Fehm-Wolfsdorf, G. & Baucom, D. (2011). Assisting couples to develop healthy relationships: Effects of couples relationship education on Cortisol. *Psychoneuroendocrinology, 36,* 597–607. https://doi.org/10.1016/j.psyneuen.2010.07.019

Eckhard, J. (2009). Die abnehmende Stabilität von Paarbeziehungen. Folgen für die Familiengründungen und Handlungsoptionen der Familienpolitik. *Stimme der Familie, 5,* 2–7.

Engl, J., Ochsner-Trissl, A. & Thurmaier, F. (2008). *SPL – Stressbewältigung mit Partnerschaftlichem Lernprogramm. Handbuch für ausgebildete Kursleiter.* München: Institut für Forschung und Ausbildung in Kommunikationstherapie.

Engl, J. & Thurmaier, F. (1998). *Konstruktive Ehe und Kommunikation (KEK) – Ein Programm zur Weiterentwicklung von Partnerschaft. Handbuch für ausgebildete Kursleiter.* München: Institut für Forschung und Ausbildung in Kommunikationstherapie.

Engl, J. & Thurmaier, F. (2001). Kommunikationstraining für Paare. Effektive Hilfen zum gegenseitigen Verstehen und einer höheren Zufriedenheit mit der Partnerschaft. In W. E. Fthenakis & M. R. Textor (Hrsg.), *Online Familienhandbuch.* Verfügbar unter: www.familienhandbuch.de

Engl, J. & Thurmaier, F. (2003). *KOMKOM – Kommunikationskompetenz. Training in der Paarberatung. Handbuch für ausgebildete Kursleiter.* München: Institut für Forschung und Ausbildung in Kommunikationstherapie.

Engl, J. & Thurmaier, F. (2007). *Ein Kick mehr Partnerschaft. Gelungene Kommunikation ... damit die Liebe bleibt 1. Eine interaktive DVD zum Gelingen von Beziehungen für junge Paare mit Begleitbroschüre* [DVD]. München: Institut für Forschung und Ausbildung in Kommunikationstherapie.

Engl, J. & Thurmaier, F. (2010). *Gelungene Kommunikation ... damit die Liebe bleibt 2. Eine interaktive DVD für Paare in mehrjähriger Beziehung mit Begleitbroschüre* [DVD]. München: Institut für Forschung und Ausbildung in Kommunikationstherapie.

Engl, J. & Thurmaier, F. (2012a). *Gelungene Kommunikation ... damit die Liebe bleibt 3. Eine interaktive DVD für Paare im (Un-)Ruhestand mit Begleitbroschüre* [DVD]. München: Institut für Forschung und Ausbildung in Kommunikationstherapie.

Engl, J. & Thurmaier, F. (2012b). *Wie redest Du mit mir? Fehler und Möglichkeiten in der Paarkommunikation.* Freiburg: Kreuz.

Engl, J. & Thurmaier, F. (2012c). *Damit die Liebe bleibt. Richtig kommunizieren in mehrjährigen Partnerschaften.* Bern: Huber.

Engl, J. & Thurmaier, F. (2016). KOMKOM – ein hochwirksames Kommunikationstraining in der Eheberatung. Erfahrungen 10 Jahre nach Einführung von KOMKOM. *Beratung Aktuell, 1,* 39–53.

Engl, J., Thurmaier, F. & Hahlweg, K. (2019). Prävention von Trennung und Scheidung: Ergebnisse nach 25 Jahren. *Verhaltenstherapie, 29,* 85–96. https://doi.org/10.1159/000489094

Epstein, N. & Baucom, D. H. (2002). *Enhanced cognitive-behavioral therapy for couples: A contextual approach.* Washington, DC: American Psychological Association.

Fiedler, K. & Ströhm, W. (1991). Attributionsstrategien in unglücklichen Beziehungen. In M. Amelang, H.-J. Ahrens & H. W. Bierhoff (Hrsg.), *Partnerwahl und Partnerschaft. Formen und Grundlagen partnerschaftlicher Beziehungen.* (S. 93–116). Göttingen: Hogrefe.

Gastner, J., Schindler, L., Metz, N. & Zuber, A. (2018). Internetgestützte Prävention und Behandlung von Paarproblemen am Beispiel von PaarBalance. In H. Christiansen, D. Ebert & B. Röhrle (Hrsg.), *Prävention und Gesundheitsförderung. Band VI: Entwicklungen und Perspektiven* (S. 131–151). Tübingen: DGVT Deutsche Gesellschaft für Verhaltenstherapie.

Gottman, J. M. (1994). *What predicts divorce? The relationship between marital processes and marital outcome.* Hillsdale, NJ: Lawrence Erlbaum.

Grawe, K. (1995). Grundriss einer allgemeinen Psychotherapie. *Psychotherapeut, 40*, 130–145.

Hahlweg, K. (2014). Kognitiv-verhaltenstherapeutische Paartherapie. Ein empirisch validiertes Therapieverfahren. *Psychotherapie im Dialog, 15* (4), 58–61.

Hahlweg, K. (2016). *Fragebogen zur Partnerschaftsdiagnostik (FPD). Partnerschaftsfragebogen PFB, Partnerschaftsfragebogen Kurzform PFB-K, Problemliste PL & Fragebogen zur Lebensgeschichte und Partnerschaft – Revision (FLP-R). Handanweisung* (2., neu normierte und erweiterte Auflage). Göttingen: Hogrefe.

Hahlweg, K., Baucom, D.H., Grawe-Gerber, M. & Snyder, D.K. (2010). Strengthening couples and families: Dissemination of interventions for the treatment and prevention of couple distress. In K. Hahlweg, M. Grawe-Gerber & D.H. Baucom (Eds.), *Enhancing couples: The shape of couple therapy to come* (pp. 3–30). Göttingen: Hogrefe.

Hahlweg, K. & Klann, N. (1997). The effectiveness of marital counseling in Germany: A contribution to health services research. *Journal of Familiy Psychology, 11,* 410–421. https://doi.org/10.1037/0893-3200.11.4.410-421

Hahlweg, K. & Richter, D. (2010). Prevention of marital instability and couple distress: Results of an 11-year longitudinal follow-up study. *Behaviour Research and Therapy, 48,* 377–383. https://doi.org/10.1016/j.brat.2009.12.010

Heinrichs, N., Bodenmann, G. & Hahlweg, K. (2008). *Prävention bei Paaren und Familien.* Göttingen: Hogrefe.

Institut für Demographie, Allgemeinwohl und Familie e.V. (2014, 01. Oktober). *Auch der Ethikrat strickt mit: Legenden über Familienstrukturen.* [Nachricht des Monats, 2014/17, 01.10.2014]. Verfügbar unter: https://www.i-daf.org/aktuelles/aktuelles-einzelansicht/archiv/2014/10/01/artikel/auch-der-ethikrat-strickt-mit-legenden-ueber-familienstrukturen.html

Institut für Demoskopie Allensbach. (2004). *Einflussfaktoren auf die Geburtenrate. Ergebnisse einer Repräsentativbefragung der 18- bis 44jährigen Bevölkerung.* Verfügbar unter: https://www.ifd-allensbach.de/fileadmin/studien/6544_Geburtenrate.pdf

Institut für Demoskopie Allensbach. (2012). *Jacobs-Krönung-Studie „Trendcheck: Verlieben“. Ergebnisse einer bevölkerungsrepräsentativen Befragung.* Verfügbar unter: https://www.ifd-allensbach.de/fileadmin/studien/Jacobs_Trendcheck_Verlieben.pdf

Job, A.-K., Engl, J., Thurmaier, F. & Hahlweg, K. (2014). Das Kommunikationstraining „Ein Partnerschaftliches Lernprogramm EPL“ für Paare – Überblick über den Praxis- und Forschungsstand. *Report Psychologie, 2,* 58–69.

Karney, B.R. & Bradbury, T.N. (1995). The longitudinal course of marital quality and stability: A review of theory, method, and research. *Psychological Bulletin, 118* (1), 3–34. https://doi.org/10.1037/0033-2909.118.1.3

Kiecolt-Glaser, J.K., Gouin, J.P. & Hantsoo, L.V. (2010). Close relationships, inflammation, and health. *Neuroscience and Biobehavioral Reviews, 35,* 33–38.

Kiecolt-Glaser, J.K. & Newton, T.L. (2001). Marriage and health: His and hers. *Psychological Bulletin, 127*, 472–503. https://doi.org/10.1037/0033-2909.127.4.472

Klann, N. (2002). *Institutionelle Beratung – ein erfolgreiches Angebot*. Freiburg i. Br.: Lambertus.

Kröger, C. (2010). Das Wichtigste im Leben – aber nicht in der Psychotherapie?! Der Einbezug von Partnern und Angehörigen in der Verhaltenstherapie. *Psychotherapeut, 55*, 53–68. https://doi.org/10.1007/s00278-009-0715-1

Lansford, J.E. (2009). Parental divorce and children's adjustment. *Perspectives on Psychological Science, 4*, 140–152. https://doi.org/10.1111/j.1745-6924.2009.01114.x

Lutz, W. (2006). Die Therapie mit Paaren: Theoretische Grundlagen und empirische Basis. In W. Lutz (Hrsg.), *Lehrbuch der Paartherapie* (S. 22–35). München: Reinhardt.

Mandel, K.H., Mandel, A. & Rosenthal, H. (1975). *Einübung der Liebesfähigkeit. Praxis der Kommunikationstherapie für Paare*. München: Pfeiffer.

McPherson, S.J. (2018). Old wine in new bottles? On the new NICE guidelines for depression. *Clinical Psychology Forum, 303*, 9–12.

National Institute for Clinical Excellence (NICE). (2009). *Depression in adults: The treatment and management of depression in adults (Clinical guideline 90)*. London: NICE.

Patterson, G.R. & Hops, H. (1972). Coercion, a game for two: Intervention techniques for marital conflict. In R.W. Ulrich & P. Mountjoy (Eds.), *The experimental analysis of social behavior.* (pp. 133–177). New York: Appleton.

Proulx, C.M., Helms, H.M. & Buehler, C. (2007). Marital quality and personal well-being: A meta-analysis. *Journal of Marriage and Family, 69* (3), 576–593. https://doi.org/10.1111/j.1741-3737.2007.00393.x

Robles, T.F., Slatcher, R.B., Trombello, J.M. & McGinn, M.M. (2014). Marital quality and health: A meta-analytic review. *Psychological Bulletin, 140*, 140–187. https://doi.org/10.1037/a0031859

Sanders, R. (2000). *Partnerschule ... damit Beziehungen gelingen! Grundlagen – Handlungsmodelle – Bausteine – Übungen. Erprobte Wege in Eheberatung und Paartherapie*. Paderborn: Junfermann.

Sbarra, D.A., Law, R.W. & Portley, R.M. (2011). Divorce and death: A meta-analysis and research agenda for clinical, social, and health psychology. *Perspectives on Psychological Science, 6*, 454–474. https://doi.org/10.1177/1745691611414724

Schindler, L., Hahlweg, K. & Revenstorf, D. (2019). *Partnerschaftsprobleme: Diagnose und Therapie*. Heidelberg: Springer. https://doi.org/10.1007/978-3-642-11729-9

Schneewind, K.A. (2019). *Familienpsychologie und systemische Familientherapie*. Göttingen: Hogrefe. https://doi.org/10.1026/02950-000

Shadish, W.R. & Baldwin, S.A. (2003). Meta-analysis of MFT interventions. *Journal of Marital and Family Therapy, 29* (4), 547–570. https://doi.org/10.1111/j.1752-0606.2003.tb01694.x

Shadish, W.R. & Baldwin, S.A. (2005). Effects of behavioral marital therapy: A meta-analysis of randomized controlled trials. *Journal of Consulting and Clinical Psychology, 73* (1), 6–14. https://doi.org/10.1037/0022-006X.73.1.6

Snyder, D.K., Whisman, M.A. & Castellani, A.M. (2006). Current status and future directions in couple therapy. *Annual Review Psychology, 57*, 317–344. https://doi.org/10.1146/annurev.psych.56.091103.070154

Statistisches Bundesamt. (2017, 21. Februar). *Pressemitteilung Nr. 08 vom 21. Februar 2017.* Verfügbar unter: https://www.destatis.de/DE/Presse/Pressemitteilungen/Zahl-der-Woche/2017/PD17_008_p002.html

Statistisches Bundesamt. (2018). *Datenreport 2018. Kapitel 2: Familie, Lebensformen und Kinder.* Verfügbar unter: https://www.destatis.de/DE/Service/Statistik-Campus/Datenreport/Downloads/datenreport-2018-kap-2.pdf?__blob=publicationFile

Stiftung Deutsche Depressionshilfe. (2018). *Deutschland Barometer Depression 2018*. Verfügbar unter: https://www.deutsche-depressionshilfe.de/forschungszentrum/deutschland-barometer-depression/2018

Thibaut, J.W. & Kelley, H.H. (1959). *The social psychology of groups*. New York: Wiley.

Thomas, C. (2005). Trotz Trennung im Gespräch bleiben. *Beratung Aktuell, 4*, 225–232.

Thurmaier, F., Engl, J. & Hahlweg, K. (1999). Eheglück auf Dauer? Methodik, Inhalte und Effektivität eines präventiven Paarkommunikationstrainings. Ergebnisse nach fünf Jahren. *Zeitschrift für Klinische Psychologie, 1,* 54–62.
Thurmaier, F., Engl, J. & Hahlweg, K. (2015). *Ein Partnerschaftliches Lernprogramm (EPL). Handbuch für ausgebildete Kursleiter*. München: Institut für Forschung und Ausbildung in Kommunikationstherapie.

8 Kompetenzziele und Prüfungsfragen

Kompetenzziele

Folgende Wissens- und Handlungskompetenzen können durch die Beschäftigung mit dem vorliegenden Buch erworben werden:

1. Zusammenhänge zwischen Partnerschaftskonflikten und psychischen und physischen Erkrankungen erklären können.
2. Die Bedeutung der Kommunikationsqualität für die Beziehung einschätzen und gegenüber Patienten erläutern können.
3. Lerntheoretische Modelle zur Paarinteraktion für die Einbeziehung der Partnerin oder des Partners in die Therapie nutzen können.
4. Fragebögen zur Erfassung der partnerschaftlichen Zufriedenheit und der Problemlagen anwenden können.
5. Therapeutische Beziehung zu beiden Partnern aufbauen und nutzen können.
6. Therapeutische Gesprächsführung nach dem Filter-Katalysator-Modell anwenden und damit Motivation für ein strukturiertes Paarkommunikationstraining aufbauen können.
7. Therapeuten- und Trainerrolle in der Paargesprächsbegleitung unterscheiden können.

Prüfungsfragen

1. Der Teufelskreis „giftiger" Beziehungen bezieht sich u. a. auf:
   a. Die erhöhte Ausschüttung von Stresshormonen, die das Immunsystem beeinträchtigen
   b. Die Eskalation von Vorwürfen, die wiederum zur gewalttätigen Auseinandersetzung führen kann
   c. Die schrittweise Entfremdung der Partner bis zur Umdeutung der Beziehungsgeschichte
   d. Die Unfähigkeit zum dyadischen Coping

   (vgl. Kapitel 1.2)

2. Was zeigte sich in einer großen Metaanalyse als wichtigster Prädiktor für die Qualität und die Stabilität von Partnerschaften?
   a. Persönlichkeitsfaktoren
   b. Kommunikationsverhalten
   c. Sozioökonomische Faktoren
   d. Das Ausmaß der ursprünglichen gegenseitigen Attraktion

   (vgl. Kapitel 1.3)

3. Der Zwangsprozess bei Paaren bezieht sich auf:
   a. Die 1:5-Konstante von Gottman
   b. Wachsend anankastisches Verhalten der Partner
   c. Gerichtliches Einschreiten bei erwiesenem partnerschädigendem Verhalten
   d. Zunehmende Versuche der Partner, den anderen mit aversiven Mitteln zu ändern

   (vgl. Kapitel 2.2)

4. Der Gesamtwert des Partnerschaftsfragebogens (PFB) ergibt bei einem Partner 32 Punkte, beim anderen 34 Punkte. Das bedeutet:
   a. Die Beziehung wird von beiden Partnern gerade noch als zufriedenstellend erlebt
   b. Die Beziehung wird von beiden Partnern in einem oder mehreren Bereichen als deutlich gestört wahrgenommen
   c. Die ähnlichen Werte deuten auf eine hohe Zufriedenheit der Partner hin
   d. Die Werte müssen erst zur Beziehungsdauer in Bezug gesetzt werden, um eine Aussage treffen zu können

   (vgl. Kapitel 3.1)

5. Die Partner versuchen Sie mit gegenseitigen Schuldzuweisungen davon zu überzeugen, dass der jeweils andere für die Probleme verantwortlich ist. Um eine gute therapeutische Beziehung zu beiden aufzubauen:
   a. Beobachten Sie die Szene, bis sich die Erregung reduziert, und spiegeln anschließend den beiden ihre negativen Emotionen
   b. Stellen Sie als Symbol für die beiderseitige Wut einen leeren Stuhl zwischen das Paar und regen einen Perspektivwechsel an
   c. Stimmen Sie beiden zu und relativieren anschließend die heftigsten Vorwürfe
   d. Unterbrechen Sie die Eskalation schon zu Beginn und bieten ein von Ihnen strukturiertes Gespräch an, in dem Ihnen ein besseres Verstehen des unterschiedlichen Erlebens ermöglicht wird und die beiden gleichzeitig vor gegenseitigen Vorwürfen geschützt werden.

   (vgl. Kapitel 4.1.3 und 4.1.4)

6. Eine Patientin verallgemeinert in Gegenwart ihres Mannes die Paarproblematik mit den Worten: „Ich bin für meinen Mann doch nur noch Luft." Sie intervenieren – im Sinne des Filter-Katalysator-Modells –, indem Sie sagen:
   a. „Könnte es sein, dass Sie da ein wenig übertreiben? Ihr Mann ist doch immerhin mitgekommen?"
   b. „Was sagen Sie zur Aussage Ihrer Frau?"
   c. „Sie vermissen zurzeit die Aufmerksamkeit Ihres Mannes. Fällt Ihnen dazu eine Situation ein, wo das für Sie deutlich wurde?"
   d. „Gerade bei älteren Paaren kommt es häufiger vor, dass beide den Eindruck haben, nebeneinanderher zu leben."

   (vgl. Kapitel 4.2)

7. Ein wesentlicher Unterschied zwischen Therapeuten- und Trainerverhalten besteht darin, dass in der Trainerrolle:
   a. Das Paargespräch nicht unterbrochen werden kann
   b. Inhalte aufgegriffen, aber nicht hinterfragt werden
   c. Nur gelungenes Gesprächsverhalten verstärkt wird und nicht die Inhalte
   d. Keine direkten Gefühlsäußerungen angeboten werden können

   (vgl. Kapitel 4.2.8)

Richtige Lösungen: 1a, 2b, 3d, 4b, 5d, 6c, 7c

9 Anhang

Arbeitsblatt: Beispiele für destruktive Kommunikation

Bitte überlegen Sie, welche Kommunikationsfehler in den unten aufgelisteten Äußerungen gemacht werden. Um Alternativen zu finden, überlegen Sie zunächst, ob der oder die Betreffende die Sprecher- oder die Zuhörerrolle einnehmen sollte, wählen Sie die jeweils zutreffende Regel und formulieren Sie eine konstruktive Äußerung.

1. Immer mischst du dich in meine Angelegenheiten.
2. Das gehört doch nun wirklich nicht hierher.
3. Du hörst ja sowieso nicht auf mich.
4. Na, das ist ja mal wieder typisch für dich.
5. Ich kann doch nicht alles alleine machen.
6. Ich weiß genau, was du jetzt sagen willst.
7. Ach, das hat doch gar keinen Sinn, mit dir darüber zu reden.
8. Langsam könntest du wirklich wissen, wie man sich unter Eheleuten zu verhalten hat.
9. Nie bist du zu Hause. Das ging doch schon gleich nach der Hochzeit los mit deinen dauernden Außenterminen.
10. Ständig machst du mir Vorwürfe.
11. Du bist nun mal launisch. So lange ich dich kenne, bist du das schon.
12. Bei so was muss einem ja der Kragen platzen.
13. Also bitte! Wir wollen doch sachlich bleiben!
14. Von meinem Partner kann ich doch wohl verlangen, dass er ...
15. Du liebst mich doch sowieso nicht wirklich.

Arbeitsblatt: Beispiel negative Eskalation

Lesen Sie den Dialog mit verteilten Rollen:

Er: Sag mal, findest du es eigentlich in Ordnung, dass du jeden zweiten Abend mit deinen Freundinnen zusammensitzt?

Sie: Was heißt denn hier jeden zweiten Abend? Und überhaupt: Fängst du schon wieder an, herumzunörgeln und die Stimmung zu vermiesen?

Er: Auf andere Art ist mit dir ja nicht mehr zu reden. Du scheinst es ja so zu wollen.

Sie: Das ist mir doch zu blöd! Such dir doch jemand anderen zum Streiten!

Er: Warum bist du eigentlich überhaupt noch mit mir verheiratet? Die meiste Zeit hängst du mit deinen Freundinnen oder deiner Verwandtschaft herum, und wenn ich mit dir darüber reden will, weil mir das nicht passt, dann ist das der „gnädigen Frau“ zu blöd. Du brauchst mich wohl nur noch zum Brötchenverdienen.

Sie: Ich habe mir meine Ehe auch anders vorgestellt, das kann ich dir sagen!

Er: Das ist ja großartig! Du hast unsere Ehe doch zu dem gemacht, was sie heute ist. Wir waren kaum verheiratet, da musstest du schon wieder für vier Wochen heim zu Muttern.

Sie: Also nein! Du weißt doch genau, dass sie damals krank war.

Er: Jedenfalls konnte man schon damals sehen, was dir wichtiger ist – „Gemeinsamkeit“, dass ich nicht lache!

Sie: Jetzt tu doch nicht so, als ob du das Unschuldslamm bist. Wer lehnt denn hier wessen Freunde ab? Wer kümmert sich denn keinen Deut darum, was ich für Probleme habe?

Er: Darum geht es jetzt doch gar nicht. Man kann sich mit dir einfach nicht unterhalten. Geh doch mal auf das ein, was ich dir sage, hör mir doch einmal richtig zu!

Sie: Ich kann’s eben nicht mehr hören! Ich hab’s einfach satt! *(Sie geht.)*

Arbeitsblatt: Rollenspielthemen

Folgende Themen können vorgegeben werden (für Gespräche mit fester Rollenverteilung):

1. A spricht B am nächsten Tag auf den vergangenen Abend an. A hätte gerne mit B zusammen etwas unternommen oder sich unterhalten. Stattdessen war B sehr ruhig und saß den ganzen Abend nur vor dem Fernseher, sodass kein Gespräch zustande kam. A beginnt das Gespräch.

2. A steht politischen und wirtschaftlichen Fragen aufgeschlossen gegenüber und möchte, dass B sein Interesse teilt. Gestern Abend hätte A gerne mit B ein politisches Magazin im Fernsehen angesehen. B war müde und ging ins Bett. Am nächsten Tag spricht A seine Bedürfnisse und seine Enttäuschung an.

3. Beide waren zusammen auf einem Fest, A unterhielt sich gut mit allen Leuten, B kannte kaum jemanden und saß still alleine abseits. Einerseits war er unsicher und ängstlich, andererseits hätte er gerne mit anderen geredet und Kontakt aufgenommen. Auf dem Nachhauseweg spricht B die Situation an.

Arbeitsblatt: Richtiges Sprechen

- Ich-Gebrauch
  (z. B. „Ich fühle mich ..., ich denke mir ...“)
- Konkrete Situation
  (z. B. „Ich denke dabei an gestern Abend ...“)
- Konkretes Verhalten
  (z. B. „Wenn du dich abwendest ...“)
- Beim Thema bleiben
- Sich öffnen
  (Gedanken, Gefühle, Wünsche äußern)

Arbeitsblatt: Richtiges Zuhören

- Aufnehmendes Zuhören
(z.B. „Hm", „Aha", nicken, Blickkontakt)
- Zusammenfassen
(z.B. Wiederholung mit eigenen Worten)
- Offene Fragen
(z.B. nach Wünschen, Gefühlen fragen)
- Lob für das Gesprächsverhalten
(z.B. „Mir wird vieles klarer dadurch, dass du jetzt von deinen Gefühlen sprichst")
- Rückmeldung ausgelöster Gefühle
(z.B. „Das freut/ärgert/verunsichert etc. mich jetzt!")

Reflexionsblatt: Eigenes Konfliktthema

In welchen konkreten Situationen wird dieser Konflikt für mich spürbar? *(Beispiele)*

____

____

____

____

Was nehme ich in der Konfliktsituation alles an mir wahr? *(Mein Verhalten, meine Gefühle, Körperempfindungen, bildhaften Vorstellungen/Überlegungen und Gedankengänge)*

____

____

____

____

Was nehme ich an dir wahr? *(Welches konkrete Verhalten bemerke ich an dir? – Was sagst du, was tust du und wie sieht das aus, z.B. Tonfall, Ausdruck etc.?)*

____

____

____

____

Was würde mir in solchen Situationen von dir helfen? *(Welches konkrete Verhalten von dir wünsche ich mir?)*

____

____

____

____

Reflexionsblatt: Probleme lösen

1. Besprochenes Thema eintragen

Finden Sie eine gemeinsame Formulierung für das Konfliktthema und notieren Sie diese hier:

____

____

____

2. Lösungsmöglichkeiten eintragen

Schreiben Sie alle Vorschläge erst einmal auf:

____

____

____

____

____

____

3. Lösungsmöglichkeiten besprechen

Besprechen Sie jeden Vorschlag hinsichtlich seiner Vor- und Nachteile:

4. Beste Lösungsmöglichkeit auswählen (bzw. zusammenstellen)

____

____

____

____

____

____

5. Schritte zur Umsetzung in die Tat

Überlegen Sie, wie die beste Lösungsmöglichkeit in die Tat umgesetzt werden kann (wer, was, wann, wie ...).

1. Schritt ______________________________

____

____

2. Schritt ______________________________

____

____

3. Schritt ______________________________

____

____

6. Überprüfen der fünf Punkte des Schemas, Überprüfen der Einzelschritte

Überprüfen Sie, ob die fünf Punkte des Schemas eingehalten wurden.

Überprüfen Sie nach einiger Zeit auch, ob die Einzelschritte von Punkt 5 eingehalten wurden.

Loben Sie jeden Versuch, der zur Problemlösung beiträgt.

Reflexionsblatt: Lösungen und Erleichterungen

Was könnten Sie selbst, was könnte Ihr Partner zu einer Lösung beitragen, was fällt Ihnen sonst noch an Möglichkeiten ein? Schreiben Sie erst einmal alle Vorschläge auf, auch solche, die im ersten Moment ein wenig abwegig erscheinen. Denn oft sind es die ungewöhnlichen Gedanken, die neue Lösungsmöglichkeiten eröffnen. Jeder soll mindestens zwei Vorschläge machen. Kommentieren Sie sich bitte nicht, auch dann nicht, wenn Sie anschließend Ihre Lösungsmöglichkeiten einander gesammelt vortragen.

Was könnte ich in Zukunft zur Lösung oder Erleichterung unseres Problems tun?

____

____

____

____

____

Was könntest du in Zukunft zur Lösung oder Erleichterung unseres Problems tun?

____

____

____

____

____

Was fällt mir sonst noch ein, was zur Lösung oder Erleichterung unseres Problems beitragen könnte?

____

____

____

____

____

____

Reflexionsblatt: Was tut mir gut an dir?

Was tut mir gut an dir? *(Welche Beispiele fallen mir dazu ein? Wie wirkt sich das aus – auf mein Verhalten, meine Gefühle, Körperempfindungen, Gedanken etc.?)*

Reflexionsblatt: Gegenseitige Verwöhnung

Was will ich dir Gutes tun?

Was wünsche ich mir von dir?

Reflexionsblatt: Veränderungen und Neuorientierungen

Welche Veränderungen habe ich (bezogen auf das gewählte Thema) bei mir festgestellt?

Welche Veränderungen habe ich (bezogen auf das gewählte Thema) bei dir festgestellt?

Wie habe ich das erlebt?

Wie denke ich heute darüber?

Wie möchte ich, dass du und ich uns weiterentwickeln (bezogen auf das gewählte Thema)?

Reflexionsblatt: Unsere Gesprächskultur (Gespräche über die Partnerschaft)

Was bedeutet mir das Gespräch mit dir? *(Was ist wichtig, wofür?)*

Bei welchen Gelegenheiten ist es mir besonders wichtig?

Was macht es mir gegebenenfalls schwer, mich auf ein Gespräch mit dir einzulassen?

Was erleichtert es mir, mich auf ein Gespräch mit dir einzulassen?

Wie stelle ich mir unsere „Gesprächskultur" vor? *(Wann und wie möchte ich mich mit dir über das, was ich dir sagen möchte, unterhalten?)*

Reflexionsblatt: Vorüberlegungen zum eigenen Streitverhalten

1. Was passiert bei mir in einem für mich schwierigen Streitfall? *(z.B.: Wie fühle ich mich? Was nehme ich an mir wahr? Welche Gedanken gehen mir durch den Kopf? Bemerke ich bestimmte Körperempfindungen?)*

2. Wie nehme ich dich in dieser Situation wahr? *(z.B.: Welches Verhalten fällt mir an dir auf? Welche Gesten nehme ich an dir wahr? Wie wirkt deine Art zu reden auf mich? Wie empfinde ich deine Körpersprache? etc. Gibt es etwas, das mir ganz besonders zu schaffen macht?)*

3. Was würde mir in dieser Situation helfen? *(z.B.: Was genau wünsche ich mir [von dir]? Was könntest du tun – z.B. mich ansprechen/mich in Ruhe lassen, mich in den Arm nehmen/mich nicht anfassen, eine gewisse Zeit für mich alleine sein können/sich zusammensetzen etc.)*

Arbeitsblatt: Notfallvereinbarung

Wie gehen wir in Zukunft im Streitnotfall miteinander um? Worauf einigen wir uns?

1. Welches Signal gebe ich dir/gibst du mir im Streitnotfall? *(Es soll möglichst neutral und unmissverständlich sein und aufhorchen lassen – Wort, Geste etc.)*

____

____

____

____

2. Was tun wir, um die belastende Situation zu entschärfen und uns gegenseitig zu entlasten? *(Es soll etwas sein, das Ihnen [einzeln oder zusammen] gut tut, z. B. gemeinsam spazieren gehen, jeder geht in sein Zimmer, setzt sich schweigend hin etc. Ein Abbruch des Gesprächs muss nicht unbedingt den Abbruch des Kontaktes bedeuten. Ermutigen Sie sich, wenn möglich, gegenseitig [wohlwollende Geste o. Ä.] und versuchen Sie, auf dieser gemeinsamen Basis die Spannung zu bewältigen.)*

____

____

____

____

3. Wie sieht das weitere Vorgehen aus? *(Wie könnten wir einen versöhnlichen Umgang einleiten? Welcher Zeitpunkt ist für beide geeignet? Was muss gegebenenfalls noch geklärt werden und mithilfe der Gesprächsregeln besprochen werden?)*

____

____

____

____

Infoblatt: Im Gespräch bleiben

1. Gespräche brauchen Zeit

- Führen Sie nach einem von Ihnen festgelegten Rhythmus (fester Zeitpunkt) ein Gespräch über das, was Sie beide bewegt (Paarkonferenz), z. B. anhand der Materialien aus den Paarsitzungen.
- Schaffen Sie sich dabei einen möglichst ungestörten und angenehmen Rahmen.
- Greifen Sie ganz bewusst auch positive Themen auf.

2. Dein Thema ist auch mein Thema

- Jeder kann ein ihm wichtiges Thema ansprechen.
- Wenn der Partner aus irgendwelchen Gründen noch nicht dazu bereit ist, übernimmt er automatisch die Verpflichtung, dieses Thema bis zum nächsten Tag seinerseits anzusprechen oder ein anderes konkretes Angebot zu machen.

3. Probleme früh angehen

- Vereinbaren Sie für Problemgespräche eine feste Zeit und gehen Sie dann, wenn nötig, nach dem Problemlöseschema vor.
- Berücksichtigen Sie auch die eigenen Anteile und denken Sie zukunftsorientiert.

4. Wie läuft unser Gespräch?

- Unterhalten Sie sich von Zeit zu Zeit über ihre Paargespräche selbst: Was bedeuten sie Ihnen, bei welchen Gelegenheiten sind sie Ihnen besonders wichtig, was macht es Ihnen gegebenenfalls schwer, sich auf ein Gespräch einzulassen, was würde es Ihnen erleichtern?

Infoblatt: Beispiele für persönliche Stressquellen

Kritische Lebensereignisse:

- Tod naher Angehöriger
- Schwere Krankheiten
- Prüfungen
- Arbeitslosigkeit
- Schicksalsschläge, Unfälle
- Ortswechsel, Umzug
- Geburt eines Kindes
- Trennung vom Partner
- Anhaltende Geldsorgen, Schulden etc.

Entwicklungsaufgaben:

- Einschulung und Entwicklung von Lernkompetenz
- Pubertät
- Berufswahl
- Partnerwahl und Heirat
- Familiengründung
- Auszug der Kinder
- Pensionierung
- Bewältigung des Altwerdens

Tägliche Widrigkeiten:

- Bus oder Zug verpassen
- Kritik von Vorgesetzten
- Spannung mit Kollegen
- Termin- und Zeitdruck
- Wichtiges vergessen
- Im Stau stehen
- Ärger mit den Kindern
- Lärm, Streit etc.

Entscheidungskonflikte:

- „Soll ich in der Firma bleiben oder die Stelle wechseln?“
- „Ich halte diese Situation nicht aus, kann aber nicht raus; was soll ich tun?“

Infoblatt: Strategien der Stressbewältigung als Paar – Beispiele

Was kann ich selbst zur Stressbewältigung tun?
- Bei Stress dem Partner klare, eindeutige Signale geben.
- Konkret die stressauslösende Situation schildern.
- Mich selbst beruhigen, z.B. durch Entspannung.
- Die eigenen Gefühle und Bedürfnisse ansprechen.
- Den Partner um Unterstützung oder Hilfe bitten.
- Mir Pausen oder kleine Auszeiten gönnen.

Was kann ich für meinen Partner, meine Partnerin tun?
- Aktives Zuhören, Verständnis, Anteilnahme und Wertschätzung bieten.
- Offene Fragen stellen.
- Dem Partner Feedback geben.
- Mit dem Partner die Stresssituation klären und evtl. neu bewerten.
- Mut zusprechen.
- Vertrauen in die Kompetenzen des Partners ausdrücken.
- Den Partner in seiner Belastungsbewältigung verstärken.
- Konstruktive Unterstützung geben, Hilfe leisten.
- Den Partner zur Ruhe kommen lassen, nicht bedrängen.
- Dem Partner Pausen oder kleine Auszeiten im Alltag gönnen.

Was sind gute gemeinsame Voraussetzungen zur Stressbewältigung?
- „Paarzeiten“ reservieren.
- Miteinander die Gesprächsregeln anwenden.
- Aufeinander achtsam sein.
- Dinge ansprechen; den anderen nicht aus falscher Rücksicht schonen.
- Gemeinsame Informationsbeschaffung.
- Solidarisch sein und den Zusammenhalt als Paar betonen.
- Faire Arbeitsverteilung vornehmen.
- Konstruktiv Probleme diskutieren, Lösungen suchen und miteinander überprüfen.
- Gemeinsame Aktivitäten, Gespräche und Hobbys.
- Gemeinsame Erholungsphasen einlegen.
- Gemeinsame Entspannungsrituale finden.
- Einander Auszeiten gewähren.
- Miteinander gesund leben: schön Essen, Bewegung, Sport ...

Arbeitsblatt: Eigene Körperempfindungen, Gedanken und Gefühle bei Stresserleben **1/2**

Welche typischen Situationen lösen bei mir Stress aus? *(Beispiele)*

____

____

____

____

Welche unangenehmen körperlichen Reaktionen kenne ich bei mir als Antwort auf Stress? *(Sie können eigene, zusätzliche Körperempfindungen ergänzen.)*

- ☐ Zähne zusammenpressen
- ☐ Stottern
- ☐ Zucken
- ☐ Rücken- oder Genickschmerzen
- ☐ Schwindelgefühle
- ☐ Erröten
- ☐ Erblassen
- ☐ Schwitzen
- ☐ Kälteschauer
- ☐ Gänsehaut
- ☐ Nasse Hände
- ☐ Trockener Mund
- ☐ Sodbrennen
- ☐ Magenschmerzen
- ☐ Übelkeit
- ☐ Durchfall
- ☐ Harndrang
- ☐ Atemnot
- ☐ Seufzen, Stöhnen
- ☐ Schluckbeschwerden
- ☐ Aufsteigende Tränen
- ☐ Schneller Puls
- ☐ Schwächegefühl
- ☐ Herzklopfen
- ☐ Kopfschmerzen
- ☐ Brust- oder Herzschmerz
- ☐ ____________________
- ☐ ____________________

Arbeitsblatt: Eigene Körperempfindungen, Gedanken und Gefühle bei Stresserleben (Forts.) 2/2

Wie fühle ich mich in unangenehmen Stresssituationen? *(Sie können eigene, zusätzliche Gefühle ergänzen.)*

- ☐ erschrocken
- ☐ ängstlich
- ☐ unsicher
- ☐ ärgerlich
- ☐ wütend
- ☐ gereizt
- ☐ feindselig
- ☐ mutlos
- ☐ niedergeschlagen
- ☐ panisch
- ☐ gehetzt
- ☐ die Gefühle sind unklar
- ☐ ______________________
- ☐ ______________________

Welche spontanen Gedanken tauchen in solchen Situationen bei mir auf? *(Welche Sätze passen für mich am ehesten? Ggf. auch eigene Beispiele ergänzen.)*

- ☐ „Das schaffe ich nicht."
- ☐ „Ich werde es schon hinkriegen."
- ☐ „Es wird schlimm ausgehen."
- ☐ „Es ist ganz furchtbar."
- ☐ „Alles ist nur halb so wild."
- ☐ „Ich kann nicht mehr."
- ☐ „Ich bin völlig überfordert."
- ☐ „Das darf doch nicht wahr sein."
- ☐ „Verdammter Mist!"
- ☐ „Ich werde mich blamieren."
- ☐ „Ich tu', was ich kann; das genügt."
- ☐ „Wie würde X das jetzt wohl machen?"
- ☐ „Ist das Ereignis jetzt wirklich so wichtig?"
- ☐ „Immer ich!"
- ☐ „Ich hab' schon Schwierigeres gelöst."
- ☐ „Erst einmal ruhig Blut."
- ☐ „Ich bin selber schuld."
- ☐ „Ich bring' eh nichts auf die Reihe."
- ☐ „Das darf niemand erfahren."
- ☐ „Schon wieder!"

Welches „kleinere" Stresserlebnis fällt mir ein, das ich meinem Partner, meiner Partnerin mitteilen möchte? *(Vielleicht passt eines Ihrer Beispiele; es soll aber kein Paarkonflikt sein!)*

____

____

Reflexionsblatt: Eigenes Stresserleben, Auslöser, Reaktionen, Konsequenzen **1/2**

Von welchen Belastungen bin ich in der Gegenwart betroffen?

Kritische Lebensereignisse:

____

____

____

____

Entwicklungsaufgaben:

____

____

____

____

Alltägliche Widrigkeiten:

____

____

____

____

Schwierige Entscheidungssituationen:

____

____

____

____

Reflexionsblatt: Eigenes Stresserleben, Auslöser, Reaktionen, Konsequenzen **2/2**

Wählen Sie von Seite 1 des Reflexionsblattes eine für Sie wichtige Belastungssituation aus, über die Sie ausführlich mit Ihrem Partner bzw. Ihrer Partnerin sprechen wollen. Wählen Sie hierfür aber noch keinen Paarkonflikt aus. Beantworten Sie die nächsten Fragen konkret für die von Ihnen gewählte Stresssituation.

Welche typischen Stressreaktionen beobachte ich in dieser Stresssituation bei mir?

Gefühle: ______________________________

Körperempfindungen: ______________________________

Vorstellungsbilder: ______________________________

Gedanken: ______________________________

Bewertungen: ______________________________

Wie verhalte ich mich gewöhnlich in dieser stressreichen Situation?

____

____

Was davon ist hilfreich?

____

____

Was ist hinderlich?

____

____

Wie könntest du mir konkret helfen?

____

____

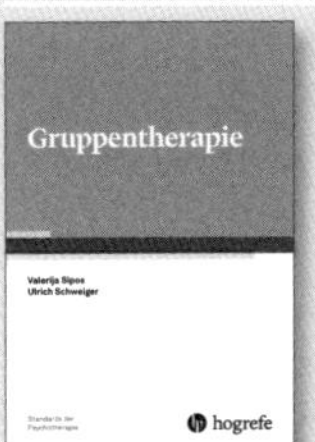

Valerija Sipos/
Ulrich Schweiger
Gruppentherapie

(Reihe: „Standards der Psychotherapie“, Band 6). 2019, VI/136 Seiten,
€ 24,95/CHF 32.50
(Im Reihenabonnement € 19,95/CHF 26.90)
ISBN 978-3-8017-2921-9
Auch als eBook erhältlich

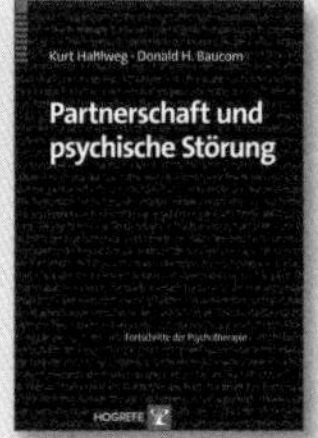

Kurt Hahlweg/
Donald H. Baucom
Partnerschaft und psychische Störung

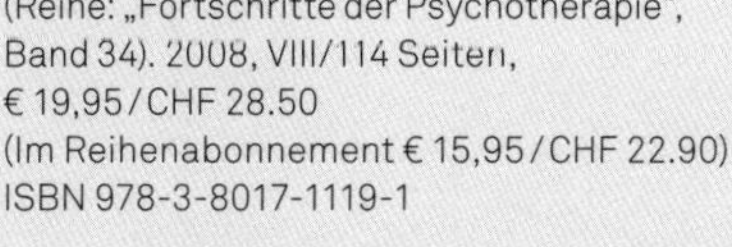

(Reihe: „Fortschritte der Psychotherapie“, Band 34). 2008, VIII/114 Seiten,
€ 19,95/CHF 28.50
(Im Reihenabonnement € 15,95/CHF 22.90)
ISBN 978-3-8017-1119-1

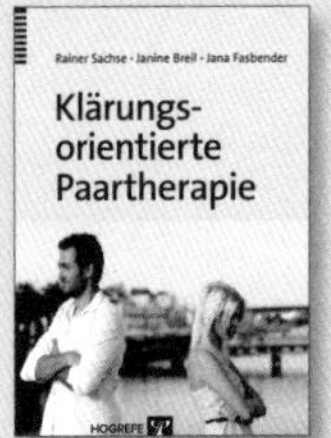

Rainer Sachse/
Janine Breil/
Jana Fasbender
Klärungsorientierte Paartherapie

2013, 202 Seiten,
€ 29,95/CHF 39.90
ISBN 978-3-8017-2491-7
Auch als eBook erhältlich

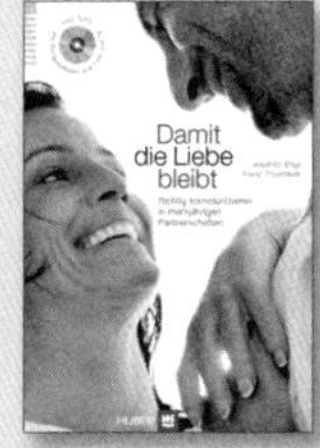

Joachim Engl/
Franz Thurmaier
Damit die Liebe bleibt
Richtig kommunizieren in mehrjährigen Partnerschaften – basierend auf den Paartrainings EPL und KEK

2012, 151 Seiten,
€ 29,95/CHF 39.90
ISBN 978-3-456-85087-0

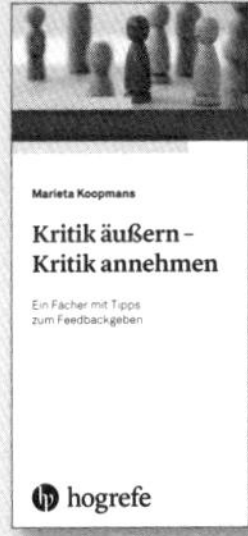

Marieta Koopmans
Kritik äußern – Kritik annehmen
Ein Fächer mit Tipps zum Feedbackgeben

2020, 46 Seiten, Kleinformat,
€ 16,95/CHF 21.90
ISBN 978-3-8017-3054-3

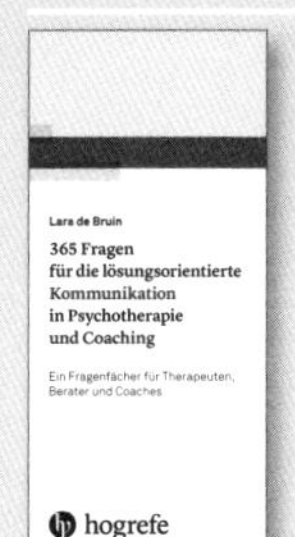

Lara de Bruin
365 Fragen für die lösungsorientierte Kommunikation in Psychotherapie und Coaching
Ein Fragenfächer für Therapeuten, Berater und Coaches

2019, 62 Seiten, Kleinformat,
€ 16,95/CHF 21.90
ISBN 978-3-8017-2929-5

www.hogrefe.com

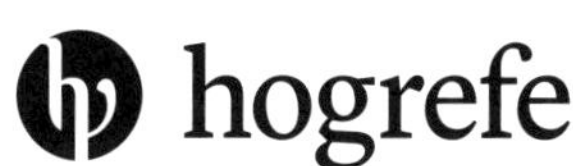